TBL

以团队为基础的学习 TBL

医学教育中的实践与探索

王淑珍 ■ 编著

王庭槐 ■ 主审

东南大学出版社
SOUTHEAST UNIVERSITY PRESS
·南京·

图书在版编目(CIP)数据

以团队为基础的学习(TBL):医学教育中的实践与
探索/王淑珍编著. —南京:东南大学出版社,2015.8
ISBN 978-7-5641-5871-2

Ⅰ. ①以… Ⅱ. ①王… Ⅲ. ①医学教育-研究
Ⅳ. ①R-4

中国版本图书馆 CIP 数据核字(2015)第 144161 号

以团队为基础的学习(TBL):医学教育中的实践与探索

出版发行	东南大学出版社	
出 版 人	江建中	
责任编辑	陈潇潇	
社　　址	南京市四牌楼 2 号	
邮　　编	210096	
网　　址	http://www.seupress.com	
经　　销	新华书店	
印　　刷	南京玉河印刷厂	
开　　本	700 mm×1000 mm　1/16	
印　　张	12.75	
字　　数	220 千字	
版　　次	2015 年 8 月第 1 版	
印　　次	2015 年 8 月第 1 次印刷	
书　　号	ISBN 978-7-5641-5871-2	
定　　价	35.00 元	

* 本社图书若有印装质量问题,请直接与营销部联系,电话:025-83791830。

前言

　　近年来,国内医学教育界关于教育教学改革的研讨氛围越来越浓厚,研讨领域也不断拓宽。各种教学改革的尝试、经验与成效不断涌现,其中,关于教育模式、教学方法改革的探讨与尝试是热点中的热点:如源于加拿大麦克玛斯特(McMaster)大学的以问题为中心的学习(Problem-Based Learning,PBL)、美国俄克拉荷马(Oklahoma)大学的以团队为中心的学习(Team-Based Learning,TBL)等等。PBL、TBL等模式的出现与发展,带来的不只是教学方法的改进;更重要的是,它们更新了教育教学理念,是适应新的医学教育模式,适应人的全面发展需要,培养适应学习型环境的兼具全人意识与协作精神等综合素质为一体的优秀医务工作者的新型的教学模式。它们弥补了传统的以授课为基础的学习(Lecture-Based Learning, LBL)在培养医学生批判性思维能力、有效团队合作能力等方面的不足。

　　国内医学院校对于TBL教学的接受与实施,起步比较晚,主要原因在于教育界对TBL教学方面的系统性理论研究相对不足,教师对此方面的理解还存在不一致等。因此,导致在部分试点院校的实践经验也不够。2008年,时任中山大学医学教务处处长的王庭槐教授,敏锐地意识到:在新的医学教育形势下,医学院校教育的使命,除培养医学生坚实的医学理论知识和技能之外,还必须加强对医学生的团队合作精神、批判性思维能力等的培养,为其今后从事医学职业生涯奠定良好基础。因此,2009年,在中山大学"985"二期师资培训项目的资助下,王庭槐教授选拔了8位来自中山大学中山医学院、附属医院的教学骨干,赴美国印第安纳大学医学院(Indiana University School of Medicine, IUSM)进行了为期20天的TBL教学观摩与培训,通过随堂观摩、深度研讨和多轮演练,组建了TBL教学导师营。同年12月,率先在其担任课程负责人的国家级精品课程《生理学》的部分章节,进行了 TBL 的教学改革实践,并一直坚持在不同的年级和专业持续开展、不断改进,形成了较系统而全面的 TBL 教学模式,也带动了多门基础课程与临床课程,甚至在临床见习、实习环节中的 TBL 改革尝试。6 年来,在国内同行院校,如四川大学华西医学中心、华中科技大学同济医学院等,也形成了良好的推广和辐射效应。

作为在中山大学医学教学管理部门长期组织实施和落实各项主要教学改革工作的笔者,在中山大学实施了 TBL 教学改革后,也十分希望能系统收集和整理一册关于医学教育中的 TBL 教学理论、教学经验与教学成效的书籍。在国内系统引入 TBL 教学理念并持续开展多年 TBL 教学实践的中山大学医学部副主任、国家级教学名师王庭槐教授,也收到国内多个院校邀约,请其将多年来在 TBL 教学领域的经验整理成册,以飨国内医学教育同行。2013 年 12 月,王教授与笔者、四川大学华西医院教务部的卿平部长在国内一个医学教育研讨会上深入交流,不约而同地谈到希望尽快将有关 TBL 教学的理论和实践效果进行整理、汇编、总结。经过反复商议、多次沟通和科学论证,我们最终决定尽快编写一本《以团队为基础的学习(TBL):医学教育中的实践与探索》,以引导同行正确理解和应用 TBL 教学。

《以团队为基础的学习(TBL):医学教育中的实践与探索》的适用对象是相关管理人员、教师和学生。目的是通过教师教学理念的转变,形成正确的 TBL 教学设计,引导、建构 TBL 的教学路径,促进教学过程中的互动,如教师与学生、学生与学生之间的深入交流,激发学生的独立思考、主动探究意识与能力,为培养卓越的医学生奠定基础。

本书分 3 个部分。第一部分为理论篇,主要阐述了 TBL 教学的发展历程、内涵方法;第二部分为实践篇,主要介绍了中山大学 TBL 教学改革整体方案、实施步骤,并结合 TBL 创始人 Michaelsen 在大班教学中的团队学习法的实践与体验,中山大学、四川大学部分教师针对不同学科、不同课程设计的 TBL 教学案例(含习题等),探讨了 TBL 教案设计的相关问题,分析了影响 TBL 教学的因素,提出了改进策略;第三部分为总结篇,从教育教学的广泛利益方(教学管理者、教师、学生、教育专家等)多角度阐述了实施 TBL 教学的体会与思考。最后一部分,为了方便教师们更快捷地了解 TBL 教学,还将 TBL 教学实施各阶段中可能遇到的常见问题进行梳理,整理成若干问题与解答,以期为有意愿在其课程教学中,实践和应用 TBL 教学的教师们,提供经验与参考。

本书实践部分的 TBL 教学案例(含习题),分别来自于中山大学中山医学院王庭槐教授(《生理学》循环与泌尿系统)、中山大学第一临床学院蒋小云教授(《儿科学》)、中山大学第一临床学院周燕斌教授(《内科学》见习呼吸病学、肾脏病学、血液病学、内分泌学)、中山大学孙逸仙纪念医院戴冽教授(《内科学》)、中山大学第三临床学院穆攀伟副教授(《内科学》)、四川大学华西临床医学院曾静副教授(系统整合课程——冠心病、高血压)。本书相关教学案例的收集也得到了四川大学华西医院教务部的卿平部长的大力支持。在翻译国外医学教育专家的 TBL 教学理论与经验的文章的过程中,得到澳门镜湖护理学院陈思娟讲师、中山大学眼科中心王嘉蔚副主任的大力支持与协助。在整本书的框架和体系方面,得到中山大学中山医学院英语教研室曹素贞高级讲师的指导。在文献查阅方面,得到中山大学图书馆情报研究所黄晴珊研究馆员的帮助,在此一并表示感谢。

最后,由于水平有限,对于 TBL 的理解和实践也存在不透彻和不完整的情况,因此,本书的编写中难免有不足与错漏之处,敬请各位读者批评指正!

王淑珍

2015 年 1 月

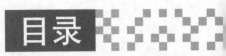

目录

1

第三篇　总结篇:TBL 教学实践的体会与思考

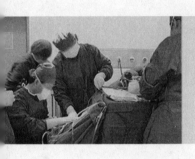

第一篇　理论篇
TBL教学的发展历程与内涵方法

第一章　TBL 教学的发展历程

本章介绍了 TBL 教学在医学院校的产生背景与兴起过程,以帮助真正对此教学模式感兴趣的、并计划在其教学实践中推广应用的教师、教育管理者,更加系统地了解 TBL 教学的特点,并在具体的教学实施中,充分利用 TBL 教学优势,克服传统授课模式的不足。

第一节　TBL 教学的发展源于医学教育改革

随着医学科学知识与技术的不断发展与更新,医学教育者不得不承认,即使医学专业的学制时间长于其他专业,也不可能在在校期间完全掌握浩若瀚海的医学知识与技能。约翰·霍普金斯大学医学院教授 William Thayer 曾说:"知识增长得如此之巨,难倒了学生,也难倒了教授"。同时,为了适应新的生物—心理—社会—环境的医学模式的转变,医生在处理健康与疾病问题时,必须要以病人为中心,以一个高效能的具有良好协作精神的医疗团队为基础,兼顾生物、心理、行为及各种社会因素的致病因素,提出优化的治疗方案。这就要求医学生在院校教育期间,除掌握书本上的医学知识与技能外,必须同时兼具多学科背景知识、必要的沟通能力、团队协作能力、分析问题与解决问题能力等综合素质,才能较好地应对未来医疗职业生涯中的具体医疗实践。

而受各项资源条件的限制,目前多数医学院校的教学仍然强调的是以传授知识为主模式:一方面,课堂授课以教师传授专业知识为主模式,过分强调以教师为中心,以学科理论知识为基础,以学习结果为导向,忽略了以学生为中心、以具体临床实际为基础以及以过程为导向,造成学生所学的内容与其在未来工作场所中所面临的真实情境与复杂问题之间的联系不紧密(Bridges,Hallinger,冯大鸣等译,2002),且知识的遗忘率也比较高。另一方面,实验课程的内容也多以验证性实验为主,很不利于培养医学生的创新思维与动手能力。哈佛医学院对医学院毕业生

3

的一项抽测结果表明:学生对几年前所学的具体知识内容的遗忘率高达90%。因此,为使医学生适应社会与医学的发展并为人类健康服务,传统医学教学模式必须转变,管理人员、教师和学生都期待着新的教育模式的出现。

TBL(Team-Based Learning,TBL)教学模式即是其中的一种回应。20世纪70年代末,美国俄克拉荷马大学的学生数量增多,一个大班的学生人数较原来教学班的学生人数增加了三倍,当时还只是初级教员的Michaelsen思索着该如何保障这一大班学生的教学质量。尽管有着不同意见,Michaelsen仍然决定尝试教改,并把大部分上课时间用在团队式的学生学习方式上,激发学生的主动学习意识并邀请学生与他共同承担学习责任,由此诞生了TBL的基本教学模式。80年代后,TBL教学模式的理论得到了一定的发展,并在接下来的20多年中得到不断完善与发展。2002年以前,国外学者将此种教学模式称为"小组学习"(Team Learning,TL),2002年Michaelsen等学者将这种教学模式正式命名为"以团队为基础的学习"(Team-Based Learning,TBL),并在欧美的发达国家得到逐步推广应用。2002年以后,TBL教学模式得到了飞速的发展。这种基于以欧美教育学者为代表的教学论理论基础上的教学模式,实现了以教师为中心的主导思想逐步发展形成以教师为主导的课堂教学模式。目前,国际上至少已有包括美国、加拿大、澳大利亚、韩国、印度等多个国家和地区的医学教育中接受并应用TBL教学模式,其中美国至少有70多个医学院校应用了TBL教学模式。TBL教学模式已被用于包括医学在内的各种课程教学之中;已采用TBL教学模式的院校,绝大多数都取得了较好的教学效果,并积累了较为丰富和成熟的经验。

与传统的以授课为基础的学习(Lecture-Based Learning,LBL)明显不同的是:TBL是一种有助于促进学习者团队协作精神的新型教学模式。TBL不再以教师为主体,而是以学生为主体;是一种以团队为基础,提倡学生自主学习,着重提高学生分析和解决问题的能力,以将学生培养成终身学习者为目标的新型教学模式。其实施方式为大班授课,将学生分为多个小组,由课前预习、个人及小组测试以及逐渐深入的课堂应用训练等环节组成,通过团队协作的方式学习从而达到促进学生主动学习、高效学习的目的。教师在TBL教学环节中讲课的时间少,但主要是需要在课前花费大量的时间准备教学资料。课前准备主要包括:准备课前自学材料、规划授课环节、设计各种层次的测试题、制作授课课件等。这是一项教学观念的变革,学生是学习的主体,教师的角色是规划者、引导者。

TBL的基本理念是:将以理论为基础的策略和以经验为基础的策略有机结合起来,保证了小组在高生师比的班级(如200:1)开展团队学习的独立性,且并没有失去低生师比小组(如6:1)所具有的优势。TBL的理论依据之一是建立在成人的学习模式与学习规律基础上。成人学习理论认为:当学习成为经验性的、互动性,那么学习的过程一定会积极,学习一定也会取得最佳的效果。学生在一种积极的环境中,虽然感受到一定的压力,但同时也有很大的自由,氛围热烈,自然促进其希望表达主观意愿和思想的过程,进而促进学习效果。TBL 教学的另一理论依据起源于 1969 年由美国神经病学教授 Barrows 提出的基于问题式学习的 PBL(Problem-Based Learning)教学法(目前仍是发达国家乃至全球流行的新颖教学方法之一)。TBL 教学法倡导以团队为基础的教学方法,有既定的教学程序、组织方法、试题及试题卡的制作等;而且基于现代信息技术环境提供的网络平台,使 TBL 教学法在理论教学改革中具有更突出的优势。它不但改变了传统教学中以教师为主体的方式,还借助网络平台发挥其独特的优势,不断拓宽教学目标、改变教学模式和教学情境,使学生在小组中实践协助互动、积极反思、全面发展的教学策略,真正成为学习的主体,并辅之以改革成绩评定的方式调动学生学习积极性,培养学生的合作创新能力。

TBL 教学设计原则和活动过程:真正的教育改革首先必须体现在教育理念的更新之上,现代教育理论要求充分实现学生的主体地位,因此增强参与意识是最终实现知识传递和能力培养的有效途径。因此,从基础知识出发,引导学生展开主动学习是 TBL 教学设计原则的内核。在具体施教时,教师课前有机组合教学案例和设计实际问题,使 TBL 教学的讨论基于真实情景。教学由教师主讲、讲师协助,在授课前进行充分的准备,提前在网络上载与课程内容相关的资料及预习提纲;学生围绕问题初步收集资料并预习提纲,讨论课开始前,教师首先发放一份试题进行个人测试,然后是小组讨论。每组各得到一份小组练习题和被覆盖了选项的答题卡。各个小组的同学们经过讨论完成了所有的小组练习题,通过刮开答题卡检查正确答案。按照获得准确答案的顺序得分,第一次刮到准确答案得 4 分,第二次刮到得 3 分,以此类推。由教师逐一提问并由各小组举牌示意自己的选项并派一位代表陈述理由,持有异议的其他小组以相互辩论的形式说服对方。最后由教师根据同学们的讨论进行解答和知识点小结,对学生仍然存有疑惑的问题展开讨论并共同寻找答案。学生参考课前课本、网上及图书馆所查资料各抒己见,由助教针对各个小组回答问题情况进行现场记录并评分。同组同学之间根据彼此的表现,组内互评并将该部分表现量化到学生的平时成绩。

TBL 教学组织原则和优点:TBL 教学法的组织原则是学生以团队协作完成问题研究,学生按个性内向或外向、学习水平均衡互补的原则分组,其核心是提高学生的自学能力、分析与解决问题的能力、交流与合作的能力。在 TBL 教学过程组织中有两个重要的组织原则:一方面教师要实现角色的转换,从讲授者转为引导者,避免过多干涉学生的活动,防止影响学生的热情与积极性;另一方面是教师要认识、分析影响教学目标实现的常见问题,避免学生的教学活动偏离教学目标,实现教师作为促进者、推动者或辅导者的主导地位,有效引导教学活动沿既定路线向教学目标前进。

TBL 教学有助于学生的智力因素和非智力因素的共同发展,两项因素的共同发展是实现优质教育效果的重要途径,创新性人才的培养有利于智力因素和非智力因素的和谐发展和协调配合。因此,在 TBL 教学中,通过教师课前合理地作业布置,课中的引导、组织以及同伴间的充分交流,调动了学生的学习兴趣和热情,达到教学相长的目的,也能够有效地促进师生相互之间的学习与交流,培养互学互教的团队协作精神以及竞争意识。

总之,TBL 教学模式的基本路径为:需将一门课程分为若干单元,并确定每个单元的教学目标。在每个单元课堂学习之前,要求学生根据教师提供的资料或提纲认真预习所要学习的内容。在课堂学习时,先进行以单选题为主要形式的个人预习确认测验;接下来以同类,但难度稍大一些的测验题进行团队小组预习确认测验;测验完成后,针对个人和团队测验中出现的问题,允许和鼓励学生提出任何疑问或意见;然后,由教师针对学生所提出的问题作重点讲授或讲座,及时发现并解决学生学习过程中遇到的问题,并根据学生掌握的情况调整学习的难点和重点。在后续的学习时间里,学生以小组为单位进行临床病例讨论等形式的综合性知识应用练习;在讨论中,学生会基于多门关联课程的基本概念和基本知识,分析学习资料中的临床问题,并根据小组同学的活跃程度,对同学的参与度、学习效果进行背对背的评价。教师为了鼓励更多的学生参与讨论,在成绩评定系统中,将 TBL 教学中学生的个人预习确认测试、团队预习确认测试、学生相互评价、单元课程学习期间的小测验等多种结果量化为平时成绩。TBL 教学模式以学生为主体、以团队为基础,提倡学生自主学习,着重提高学生分析与解决问题的能力,以将学生培养成终身学习者为目标。这种教学模式要求学生学习角色发生转变:变被动学习为主动学习;从个人学习到团队学习,树立终身学习的观念。

TBL 教学模式在医学院校的应用,是适应人的全面发展需要、学习化社会的环境需求、医学教育急需培养兼具全人意识与协作精神的人才的内在需求的教学模式之一。

(1) TBL 教学符合人的全面发展的客观要求。国际 21 世纪教育委员会在《教育——财富蕴藏其中》提出了 21 世纪教育应围绕四种学习来安排,即四个学会:学会求知,学会发现问题,学会探究知识,学会建构知识;也就是要学会继续学习的本领,学会做事,既要学会实践,更要学会创造;学会合作,要培养学生学会与他人分享、合作学习;学会生存,学会生活,学会自身的发展。而且这四点被作为 21 世纪教育的四大支柱。而四大支柱之首就是如何培养学生学会求知,学会继续学习的本领。一个不会继续学习的人,是很难适应知识经济时代信息技术的迅速发展的;

他甚至难以在信息化的环境下生活和工作。医学属于终身教育。广谱化的疾病发展趋势，要求医生在工作中要始终以学习者的姿态，以探究的精神，对医学未知领域不断探索求知。终身教育思想也认为，教育的最终目的是促进学习者的发展，追求的是学习者全面而富有个性的发展，而自学能力、实践能力和创造能力应是重中之重。TBL教学，恰恰有助于通过学习者的亲身体验式参与较好地培养其收集、分析和利用信息的能力，发现问题和解决问题的能力，并以小组的形式让其学会与同伴分享、合作；也有助于学习者培养科学态度和科学道德，培养对社会的责任心和使命感。这种教学，也让学生能以一种主动、生动、活泼的形式融入其中，提高学习效果。

（2）TBL教学符合学习型社会对医学人才的需要。随着近些年新兴学科、边缘学科、交叉学科的发展，医学知识日益更新、膨胀，新知识、新理论、新技能不断涌入到课程内容中。信息的迅速增长使得学生在校学习的时间相对较短，仅仅沿用原来的接受性学习方式来学习"确定的知识"，已很难使培养的人才具有可持续发展力及应对新问题的能力。因此，教育者必须寻求新的教学方式和学习方式，改变过去只注重让学生复述和再现知识的传统学习模式；而将学生真正置于学习的主体地位，通过学生的主动参与去获取、组建与应用知识，激发其创新意识，锻炼其实践能力。研究表明，通过亲身实践活动获得的直接经验，在一定程度上更有助于知识的创造过程，并更易于让学习者养成科学精神与科学态度，掌握科学方法，提高发现问题、判断问题和解决问题的能力，并增强社会交往能力和团队精神，形成一种对知识主动探求并重视实际问题解决的积极学习方式。

作为从事与人的健康直接相关专业的医学生，必须具备科学的人生观、世界观、价值观以及高尚的思想道德品质，尤其要具备高度的责任感与无私奉献的精神——德高，同时还应具有扎实的医学理论知识功底与精湛的临床技能、较强的学习能力、团队合作能力——艺精。毋庸置疑，传统的医学授课模式可系统地向学生教授知识，注重知识的完整性和贯通性；但无法兼顾人文精神培养、团队合作和学生的全面发展；从而导致学生基础理论虽好，但缺乏思维的深刻性和广泛性，开拓能力和革新精神也不足。

（3）TBL教学适应医学教育改革的必然趋势，是培养具有全人意识和协作精神的卓越医师的良好选择。医学教育是精品教育，如何培养出优秀的临床医生，是所有医学教育工作者关注的焦点。随着医学模式从"生物医学模式"向"生物—心理—社会医学模式"转变，医学的任务也从以"疾病"为中心转向以"健康"为中心，治疗上亦从"治病"转向为"治病人"，因而传统的医学教育模式越来越不适应医学的发展趋势。医学教育改革已是一个全球性问题，其原因在于医学知识发展非常迅速，激增的知识总量与人对知识的接受能力有限的矛盾在传统的教育制度下显得异常突出。若按照传统的教学方法,要求教师掌握的知识越来越多,学生要念的书也越来越厚,教学双方的负担必然越来越重,很难达到满意的教学效果。建国半个多世纪来的医学教育模式,一直"以教为中心",忽略了"以学为中心";医学院校的教学多是教师讲、学生听,学生很少积极主动地思考,而教师也很少留给学生思考的余地。实验也大都是一些验证性的实验,学生无需太多的主动参与,只要按照实验教材规定的步骤验证性地做下来就可以得到正确的结果。这种学习方式使得学生的独立性、创造性得不到尊重和发展,学生很少有批判性思维与质疑精神,也缺乏团队合作、探究问题的意识与能力,不利于培养具有整体意识和协作精神的卓越医师。

第二节　TBL 教学的兴起过程

自 2002 年美国俄克拉荷马大学的 Larry K. Michaelsen 提出 TBL 这一新型教学模式以来,这种教学模式以它显著的优势迅速在一些高等院校发展起来,尤其是在医学院校。这主要与医学教育的两个显著特点相关:一是医学教育正需要培养具有协作精神的医师来共同挽救患者的生命;二是 TBL 教学模式允许师生比例达到 1∶200,更好地适应了部分招生规模较大而教师资源相对不足的医学院校,尤为适应了我国 1999 年扩招后师资不足的一批医学院校现状。因此,TBL 自创立以来,在美国、加拿大、澳大利亚、韩国等许多发达国家的医学院校中得到越来越广的推广应用,其应用范围从初期的商学和法学教育扩展到生物医学教育领域,涉及医学教育的各课程、各阶段的教学,包括医学基础课程、临床课程、临床见习与实习教学等方面。

国外已应用 TBL 教学模式的院校,绝大多数取得了成功,如加拿大不列颠哥伦比亚大学(UBC)有 94 门课程已采用 TBL 教学模式。2007 年,Thompson 等总结了美国贝勒医学院、亚利桑那大学医学院等 10 所医学院校应用 TBL 教学的情况。结果显示,经过 2 年的使用,10 所中的 9 所仍然继续在至少一门的课程中使用 TBL 教学。在开设 TBL 的课程中,多数情况下 TBL 仅完成部分章节的教学;但也有的课程全部由 TBL 完成。在开展 TBL 的课程中以解剖学等基础医学课程最多。使用学生以一、二年级的医学生为主,少数学校用于三、四年级甚至住院医师的教学。怀特大学在 180 名医学生的第一、二年课程中开展 TBL 教学,使之替代 LBL 或成为 LBL 教学的补充。学生问卷调查(5 分量表:1 分不同意,5 分非常赞成)显示:团队中学习满意度(4.10 分)、利于职业发展(3.61 分)、利于提高学习质量(3.75 分)和临床思维培养(3.88 分)。鉴于相对于 PBL,TBL 课外用时少、学生教师比高、容易操作,有学者提出将 TBL 教学作为 PBL 前期训练。

近年来,医疗改革、教育改革越来越受到广大医疗卫生事业研究者的重视。怎样培养卓越医生成为越来越多医学教育工作者的研究新课题。在新的医疗改革前提下,我国的医学教育更加需要培养出越来越多的、具有较强的医学岗位胜任力的毕业生,让其在各自的医疗及临床岗位中发挥更加有效的作用。同时,在新的教育改革的背景下,我国医学教育体制正在逐渐由应试教育向素质教育转变,素质教育的观念得到了普遍认同和重视。在这样的医学教育发展的前提下,有效而正确的医学教学教育方法就显得尤为重要。传统的教学方法是以教师教授为主,以教课—听课—考试为主要教学方式,其特点是方法单一、学生被动,仅以考试成绩评价教学效果。这种教学方法对学生的思维创新能力及岗位胜任能力的培养效果已不能满足当今社会对人才的培养需要。

鉴于TBL这种以团队为基础的教学策略在国外诸多知名医学院校的良好应用成效,以及TBL模式较适合课堂学生数较多的情况下课堂内分小组教学(既能保证良好教育效果,又最大限度节约师资)的特点,也较好地适应了我国一大部分在1999年扩招后的医学院校的教学需要,因此,TBL模式在2002年被提出后,迅速在各大医学院校推广。目前,在医学教育的各阶段教学中基本上都探索了TBL模式,包括医学基础课程(如医学生物化学实验、组织胚胎学、局部解剖学、病理学、药理学等)、临床课程(如外科学、耳鼻咽喉科学、麻醉学、循证医学、临床心理学、内科学)等,中山大学等院校还以项目驱动的方式,在临床见习与实习教学环节进行了TBL的实践探索。但相对而言,在医学基础课程的教学活动中应用TBL教学模式的还是比临床阶段多一些。

TBL的优势体现在以下几点:TBL可以使理论课的教学能在更高层次上提高学生的认知能力;TBL可以向"后进生"提供更多的帮助和支持;TBL更注重培养学生的团队合作和人际交往能力;TBL可以最大化地发挥教师的引导作用,激发教师的工作热情;TBL可以节约课时,节省师资,提高课堂效率。

第三节 TBL教学在中国医学院校的实践推广

如前所述,2002年以前,TBL主要应用于法学院和商学院的各专业。2002年以后,随着我国医学院扩招,这种教学模式逐步被应用于生物医学教育领域。中山大学中山医学院王庭槐教授首先在我国引进了TBL教学模式(相关情况详见本书第三章介绍)。由于TBL不同于PBL对大量的教学资源的需求,很快成为较多医学院校研究和实践的主要创新性的教学方法。有学者称,TBL是介于传统教学和PBL教学之间的一种教学模式,吸收了两者的优点,解决了传统教学不利于培养学生团队合作、沟通、批判性思维的缺陷。目前已有中山大学中山医学院、四川大学华西医学中心、华中科技大学同济医学院、首都医科大学、大连医科大学、天津医科大学、南京医科大学、兰州大学基础医学院、三峡大学医学院等尝试实践 TBL 教学,取得了较好成效。截止 2014 年 11 月,据数据库检索,在 40 余所医学院校的 210 余门次课程,将近 50 000 名医学本科生中实施了 TBL 教学模式。

医学教育是精英教育。然而,随着高校的扩招,医学院校的教学资源显得相对不足,且医学教育学制长,对资源的需求也较其他学科多:这势必造成对医学教育质量的影响。因此,国内医学院校结合现有的教学资源,针对医学生人数多、教育资源有限的实际情况,在历经了 PBL 教学改革的浪潮之后,逐渐认识到了 TBL 对我国医学教育所具有的现实意义,并开始了十分有益的尝试和研究,还提出了极为中肯的建议:"近几年高校扩招给医学教育资源带来巨大的压力。教师采用 TBL 可以一个人在一间课室内同时带教几个学习小组,在一定程度上既解决了传统教学的不足,也缓解了资源不足的压力。""鉴于 TBL 独特的优势和高校扩招后教学资源面临的巨大压力,有必要在医学教育中引入和推广 TBL。"在深入领会了 TBL 倡导的教学理念的实质后,很多学校的教师在原有的学科课程的体系内,选用部分课程的部分章节,科学合理地试点开展了 TBL 教学。

第二章　TBL 教学的内涵与方法

本章重点介绍了 TBL 教学的内涵、流程和方法,结合部分兄弟院校在不同类别的课程、教学环节中 TBL 教学的具体实践,分析了 TBL 应用过程中可能遇到的问题,以及如何针对这些问题进行改进,以期为同行进行 TBL 教学实践,提供参考经验。

第一节　TBL 教学的内涵

一、TBL 教学的基本思想

TBL 是在 PBL 基础上改革创新并逐渐兴起的一种有助于促进学习者团队协作精神,注重人的创造性、灵活性与实践特点的,以教师讲授与学生讨论相结合的新型成人教学模式。2002 年以前,国外学者称这种教学模式为"Team Learning"。2002 年 Michaelsen 等学者将这种模式命名为 TBL,并在欧美发达国家的医学等课程教学中逐步地推广应用;这种教学模式在提高学生学习效率和综合素质上的作用已被初步证实。

二、TBL 与 PBL 教学模式的比较分析

TBL 实施步骤简单描述有三个阶段:

第一,课前准备阶段,教师首先划定学习范围,然后学生组建团队进行课前预习;

第二,课堂讨论阶段,先由小组代表发言,同样问题组间进行讨论,最后教师精讲得出结论;

第三,教学评估与理论考核阶段,教师对学生进行评价,学生填写同行评价表以及反馈意见问卷。

与 PBL 相比较,TBL 与 PBL 都是对传统的以讲授方式为主(LBL)的教学模式的改革,均是改变传统的以教师为主体的教学模式,转而将学生作为教学的主体,增加学习的趣味性。然而,两者在核心的教学思想、基本教学方法、学习者的目的、教师的作用、学生的作用、分组原则、评估体系等方面却存在较多的差别。两者的不同点分述如下:

1. 核心教学思想不同

PBL 的核心价值是通过设置实际的、有意义的、有价值的、启发性强的问题情境来激发学生学习的兴趣,强调学生导向的学习,并运用知识解决实际问题。学生的收获来自于导师领导的小组解决实际问题。而 TBL 的核心价值是团队,强调运用老师的专业知识来解决实际问题,通过组建团队使学生积极参加团队活动,学生在相互信任、相互鼓励的合作式学习中,提升个人能力及建立自主学习的观念。TBL 学生的收获来自于围绕实际问题的讨论以及老师就该组讨论的及时反馈。

2. 基本教学方法与认知焦点不同

在 PBL 教学中,教师逐步揭晓事先准备的案例;学生分析案例并发现解决问题的知识缺陷,并学习欠缺的知识以参与教师引导的讨论。PBL 注重引导学生收集资料、制订方案、解决问题;而 TBL 教学中,教师指定学生的学习内容,学生通过自主学习参加准备度测试,并运用所学的知识在团队讨论中选择指定问题的解决方案,注重的是在有清楚教学目标的课前和课上学习,通过合作学习、讨论学习强化所学知识。

3. 学习者的目的不同

PBL 教学中,学生的学习动力在于参与讨论并课外学习其感兴趣的案例,以及分享自己的见解。相应的考试也相对简单。而 TBL 教学中,学生学习的动力在于自己以及所在团队在准备度测试中的良好表现以及参与团队讨论;并且由于表现度与平时成绩相关,故学生会表现得相对主动和积极些。

4. 学生的角色不同

PBL 教学中,学生是参与者:在复杂的问题情境中,学生要努力地调查研究并解决问题;学生既要自己确定学习内容,也要独立完成课堂外学习,参与小组讨论。PBL 注重学生在自主探究中找寻适合自己的学习策略。而 TBL 教学中,学生首先是团队合作者:在独立完成课堂外学习的基础上,要熟悉、掌握、预习教师规定的内容资源,参与团队讨论,并将团队讨论意见提交给全班讨论。TBL 注重学生通过组内讨论、组间交流提高自主学习能力和团结协作精神,培养学生学会在研究和创造中学习。TBL 组员既要合作又要分工,在合作中头脑风暴、沟通交流、取长补短。

5. 教师的角色不同

PBL 模式中教师是认知教练:教师组织案例来激发学生的学习,给学生设定问题情境、创造一种学习环境激发学生思考、促进小组讨论,适时地对学生的思维进行监督和指导,最后进行评估,必要时给予引导。在 PBL 模式中,教师更多地像一个顾问,帮助学生完成独立学习。而在 TBL 模式中,教师是组织者和指导者:教师需要制定教学目标,选择教学内容,准备测试题目,提出学生要解决的问题,组织团队讨论;对于布置预习的内容还要提供准确的测试答案,要字斟句酌,引导学生运用知识解决实际问题。

6. 分组的原则不同

PBL 教学中学生自行分组,随机性大,组间实力差异较大;而 TBL 教学遵循组内异质、组间同质原则,每个小组均按照年龄、性别、性格、成绩、能力等因素的差异性划分为固定小组。TBL 的分组注重组内的互补性和多样化,既有利于增强团队的凝聚力,组间亦具有较强的对比性,可称为学习团队。

7. 评估体系不同

PBL 教学中,教师根据学生回答问题的次数、质量以及提交的书面报告进行综合成绩评定;TBL 教学中,除理论考核的成绩及教师对学生评价外,学生对学生还需要作出组内互评、组间互评。

尽管两者之间有上述不同,但也有 4 个共同点:第一,TBL 是在 PBL 的基础上发展起来的,两者都以建构主义理论为理论基础;第二,无论是 PBL 以问题为出发点,还是 TBL 以知识为出发点,都能很好地促进学生自主学习、独立思考以及协作意识和表达能力的提高;第三,两者均以学生为中心,克服了传统的"填鸭式"授课方式的不足,由知识传授型转向多项能力培养型,调动了学习积极性,加强了师生互动;第四,两者的评价体系虽不算完善,但相对于传统单一的评价方式,能够多方面反馈授课的质量和学生掌握知识的程度,从而对整体上提升教育教学质量有所裨益。对 LBL、PBL、TBL 的区别比较总结如表 2-1:

表 2-1 LBL、PBL、TBL 的区别比较

	LBL	PBL	TBL
内容	以系统性的知识为中心	以疾病为中心,倾向于临床应用	团队式教学,基础与临床并重
实施难度	学科内知识为主,对学生要求不高	跨学科程度高,对学生基本要求高	跨学科程度低,对学生基本要求较低
适用对象	任何阶段的医学生	适用于有一定理论基础的临床阶段的学生	适用于任何阶段的医学生
学习目的	传播知识,对每一课程的教学均有较大的深度和广度,知识全面、连贯、系统	从培养临床医生的角度进行实用性学习,以培养合格、有能力的临床医生为目的	除掌握现有的知识框架内的知识内容,加强对学生沟通、协作、批判能力培养

13

续　表

	LBL	PBL	TBL
内涵	学科界限分明,学生理论较强,但运用知识能力较差	以临床病例为基础,学科间交叉渗透,培养学生以病例的诊治为中心的横向思维	适当体现基础与临床的结合,培养学生较强的运用知识分析问题的能力
教学形式	以教师为主体,以讲课为中心	以学生为主体,以问题为中心	以学生为主体,以团队为中心
评估体系	终结性评价,在整门课程结束后进行统一考试	形成性评价,根据每次讨论学生回答问题的次数、质量及资料复习书面报告进行综合评估	终结性评价与形成性评价相结合;同行评价结果是学生平时成绩的一部分

第二节　TBL 教学的流程与关键步骤

一、TBL 教学的实施流程

概括起来说,TBL 教学模式即是学生在教师的引导下,围绕每一个教学单元中包含的核心概念及其应用展开主动学习,经过"确立教学内容→个人独立预习概念→预习确认测验掌握概念→团队练习运用概念"的过程获取知识,并掌握知识的运用。分为三个基本阶段:

1. 第一阶段:预习准备过程

也称为课前准备(reading preparation)过程。教师给学生提供预习参考资料或提纲,学生在课外通过个人独立预习熟悉并掌握已确立的教学单元的课程内容。

2. 第二阶段:预习确认测验过程

也称准备度测试(readiness assurance)过程。准备度测试则包括个人测试、团队测试和团队讨论:即首先由学生运用之前所学到的知识来答完一份多选题测验;之后参照分组,各组共同回答同样的多选题测验,并交出共识建立之后的最后答案;最后由教师检查考试题目。

(1) 个人预习确认测验:每个教学单元的第一节课最先开始的活动是评价学生个人预习情况的预习情况确认测验。这个测验的内容通常主要由侧重于概念的单项选择题组成。知识点覆盖医学本科生教学大纲中需要熟悉、了解、掌握的多个方面。

（2）团队预习确认测验：当学生完成个人预习确认测验后，上交他们的回答，并立即针对团队进行同样题目的测验。团队测验需要运用 IF-AT 系统卡来进行评分，题目有 A、B、C、D 四个选项：在答题卡上刮开所确定选项的涂层，如果答案正确，则有符号显示，得 4 分；如果第一次刮开选择项不正确，则没有符号显示，第二次刮开才正确者，得 2 分；第三次正确者得 1 分，第四次选择才正确者得 0 分。为了完成团队测验，成员必须就每一个测验问题进行讨论。团队测验完成后，老师将评分后的两套答卷（个人和团体）交还给学生，让他们发表对个人和集体表现的意见。

（3）上诉：在小组测验完成后，针对本团队测验中出错的问题，允许和鼓励任何上诉，即提出任何意见或疑问。

（4）老师反馈或总结：待所有学生提交了上诉，教师可针对团体似乎仍然不清楚的问题进行一次小型的演讲或讲座。这次演讲或讲座既能解决学生的问题，还允许教师几乎完全脱离材料所覆盖的、涉及学生可以课外自学的内容。

3. 第三阶段：运用课程概念过程（application of course concept）

小组聚集在一起开展讨论，运用课程概念依据各组先前所习得的知识，共同讨论完成教师所指定的作业。每个小组成员必须积极参与，并记录讨论结果。在讨论结束后，各小组选代表发表小组的讨论结果，每个小组与班级里的其他小组讨论自己的答案并及时作信息反馈。在这一过程中同学们学会了课程概念的运用，而且老师也能够加强对学生学习情况的了解。

二、组建有效的团队是开展 TBL 教学的关键步骤

由于 TBL 是以团队为基础的教学，因此，团队的组建与管理水平直接关系着 TBL 教学成败。组建有效团队的关键策略包括：增强每一个团队成员的责任意识；教师通过过硬的专业素养与有效的团队管理水平，设置合理的教学任务。

1. 增强每一个团队成员的责任意识，加强责任感。

团队成员的责任感是保证团队任务完成的关键。教师将任务布置给整个团队，如果团队成员没有责任感，将任务交给团队中的个别成员，那便无法达到 TBL 教学之课前准备的相关要求。因此，在 TBL 教学设计中，第二阶段的准备度测试之前，应首先实施每个团队成员的个人测试，了解每个成员的预习准备情况。同时，在团队讨论中，由组长、教师或协调员密切观察每个成员的发言情况，并关注"搭便车或蹭车者"（free-loaders）的情况，以便促成、强化其个人预习的习惯。同时，教师或者协调员还要设法调动课堂中多个小组、团队的责任感和参与感，要求每个团队、每个小组在规定时间内提交讨论学习的结果，并善于对不同团队的成果作比较，对团队的成果给予及时的反馈和评价。

2. 教师通过过硬的专业素养与有效的团队管理水平,设置合理的教学任务。

TBL 教学对教师的综合素质提出了更高要求:教师除了要熟练掌握本学科的教学内容、教学大纲,还应对相关学科和临床学科等的知识能够灵活运用,还需多方查阅资料、文献,选择病例,设计问题等,才能适应 TBL 教学的相关要求。

教师必须布置利于相互促进的任务。在 TBL 教学中,各个阶段的任务应该是连贯的、利于相互促进的。这样,前一阶段任务的完成,有利于下一阶段任务的开展。为了达到最好的效果,在布置任务时应遵循"3S"原则,即同样的问题(same problem)、明确的选择(specific choice)、同时报告(simultaneous report)。同样的问题是指班级的每个同学都应该面临同一个命题;明确的选择则指班级的每个团队都应该就同一个命题给出自己的答案;同时报告就是指每个团队应该同时给出自己的答案。

教师必须设法促进团队的交流与相互提高。TBL 的最后阶段是通过团队间的协作共同完成教师布置的作业。而作业完成的质量,一方面与作业的交流空间有关,另一方面与各团队间的观点有关。所以,在教师布置作业时,应考虑到团队协作的问题,同时应保证每个团队的参与度。也就是说,教师布置的作业不能由一个团队独立完成,应该由各个团队完成其中的一部分,然后各个团队相互讨论借鉴,最后形成共同的结论。另外,每个团队都应该有重要作用,不能让团队产生被轻视的感觉而放弃讨论。这就要求在每次团队划分的时候,尽可能地变换成员,让每个成员都有机会完成不同的任务。

教师必须灵活运用相关学科知识,了解与教授与课堂内容密切相关的真实临床病例,以便设计有效的问题情境。以实验诊断学实验课中讲授贫血的实验室检查为例,有效的 TBL 设问包括:①通过血常规报告单你发现了什么?②是否能诊断贫血?③贫血的程度?④是大细胞、正常细胞还是小细胞贫血?⑤分析贫血可能的病因。⑥如何选择有效的辅助检查?⑦如何理解患者疾病体检结果?⑧如何诊断及鉴别诊断?等等。

总之,一个完整的 TBL 教学,分为三个阶段:①知识准备,即由教师指定学习内容,学生进行相关知识的准备;②知识考核,对学生的知识准备情况进行考核,分为对个体学生的测试(一般为多选题)和团队的测试(一般也是多选),教师及时给予反馈,学生同时可以为自己的答案进行申诉;③知识应用,每个团队利用所储备的知识开展课堂讨论,包括团队内和团队间的。各团队讨论相同问题,各自提出解决方案;然后相互间进行比较和反馈。每个学生都在为自己的团队辩护,而教师则以"学习内容专家"的角色随时给予学生指导。

参考文献:

[1] Michaelsen L K,Knight A B,Fink L D. Team-Based Learning:A transformative use of small groups[M]. Westport:Praeger,2002:32 - 35.

[2] Thompson B M,Schneider V F,Haidet P,et al. Team-Based Learning at ten medical schools:two years later[J]. Med Edu,2007,41:250 - 257.

[3] Nieder G L,Parmelee D X,Stolfi A, et al. Team-Based Learning in a medical gross anatomy and embryology course[J]. Clin Anat,2005,18:56 - 63.

[4] Shellenberger S,Seale J P,Harris D L,et al. Applying Team-Based Learning in primary care residency programs to increase patient alcohol screenings and brief interventions[J]. Acad Med,2009,84(3):340 - 346.

[5] Parmelee D X,DeStephen D, Borges N J. Medical students' attitudes about Team-Based Learning in a pre-clinical curriculum [J/OL]. Med Edu Online,14:1[2009 - 01 - 07]. http://www. docin. com/p - 659234045. html

[6] Abdelkhalek N,Hussein A,Gibbs T,et al. Using Team-Based Learning to prepare medical students for future Problem-Based Learning[J]. Med Teach,2010,32(2):123 - 129.

[7] 陈伶利,李杰,程莉娟,等. TBL教学模式在医学生物化学实验教学中的探索与实践[J]. 中国医药指南,2011,9:6 - 8.

[8] 冯英,曾园山. 组织学与胚胎学课程应用TBL教学的初步探索[J]. 中国组织化学与细胞化学杂志,2011,20:377 - 379.

[9] 景玉宏,刘向文,张朗,等. 基于TBL方法的局部解剖学教改方案[J]. 山西医科大学学报:基础医学教育版,2010,12:574 - 576.

[10] 万能章. TBL教学法对病理学教学效果的影响[J]. 中国高等医学教育,2011,8:106 - 107.

[11] 邓庆华,刘晓颖,张钦源,等. 团队学习模式在药理学教学中的应用[J]. 现代医药卫生,2010,26:3676 - 3678.

[12] 高晓秋,马武华. TBL教学法在西医外科学教学中的应用[J]. 医学教育探索,2010,9:1230 - 1231.

[13] 熊观霞,刘敏,张伟红,等. 团队学习模式中教学管理技巧和细节的探讨——临床医学科目开展TBL教学的经验分享[J]. 临床医学工程,2011,18:802 - 803.

[14] 孙亚男,朱丹,任敬远. TBL模式在耳鼻咽喉科教学中应用的初步探讨[J]. 中国高等医学教育,2011,25(1):109 - 110.

[15] 林菁艳,庞勇,万勇. TBL教学模式在临床麻醉学教学中的应用[J]. 中国医药导报,2011,8:127 - 128.

[16] 赵琼. 以团队为基础的研究性学习在循证医学课程中的实践[J]. 中国高等医学教育,2010,10:16 - 17.

[17] 邹兵,谢杏利. TBL教学法在《临床心理学》教学改革中的应用[J]. 重庆医学,2012,23:2443 - 2445.

［18］戴洌,莫颖倩,郑东辉,等. 基于团队的学习模式在内科实习教学中的应用[J]. 中华医学教育探索杂志,2012,11:634－638.

［19］杨立斌,孙国栋,杨琳丽等. 以团队为基础的学习(TBL)及其在我国医学院校推广的现实意义[J]. 中华医学教育,2011,31(5):729－731.

［20］胡兆华,艾文兵,简道林,等. TBL教学模式的实施过程及其在我国医学教育中的应用现状和前景[J]. 中国高等医学教育,2011,08:105－106.

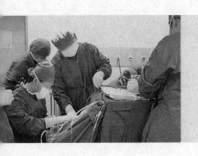

第二篇　实践篇

TBL教学的实施方案与实践范例

第三章　TBL 教学的实施方案

本章重点介绍中山大学医科实施 TBL 教学的具体方案、实施情况,以及部分兄弟院校在不同类别的课程、教学环节中实施 TBL 的具体实践,分析了 TBL 应用过程中可能遇到的问题,以及如何针对这些问题提出改进,以期为同行全面认识 TBL 这种教学模式,并结合其他各种教学模式进行教学改革,为培养具有良好的团队协作精神的优秀医学生提供参考经验。

第一节　中山大学医科 TBL 教学试点方案

2010 年 7 月,为了适应党中央、国务院实施人才强国战略的重大调整,遵照《国家中长期人才发展规划纲要》精神,进一步深化医学教育教学方法改革,推动卓越医师培养计划,真正实现以学生为中心的教学,促进研究性学习,使理论课课堂能在传授给学生基本知识的基础上,进一步加强医学生各种能力如团队合作精神、人际交往能力等的培养,为其今后从事医学临床工作养成良好态度、掌握坚实理论知识和各项技能奠定基础,提高教学效果,中山大学医科正式发文,下发了在中山大学医学课程中开展试行 TBL 教学改革工作的通知,决定在 2009 年试行 TBL 教学改革的经验基础上,从 2010 年第一学期起,在部分具备实施条件的医学课程理论教学或者见习/实习教学环节推广试行中山大学医科 TBL 改革方案。随之,中山大学医科颁布了翔实的 TBL 教学改革试点方案与教改实施步骤,形成了中山大学医教【2010】69 号文。该文的成功颁布,为今后学校医科进一步完善 243 课程体系、全面构建器官系统课程体系、促进基础与临床的融合,积累了丰富的前期基础与经验。

中山大学医科 TBL 教学改革试点方案的具体内容

为进一步加快医学教育的国际进程,深化医学教育教学方法改革,促进医学生态度、知识、技能的协调发展,提高医学教育教学质量和人才培养质量,中山大学医科自 2008 年提出了开展以团队为基础的学习(TBL)的教学改革设想,并在部分课程中进行了试点。两年多来,通过在相关课程的学习、研讨和 TBL 教改尝试,为学校医科下一步试行 TBL 教学改革工作积累了宝贵的经验,中山大学医科拟于 2010 年第一学期开始全面启动 TBL 教学改革试点工作,重点在八年制临床医学专业教育中实施。

1. 实施 TBL 教学改革的必要性和可行性

(1) 必要性 知识经济时代,我国高等医学教育从生物医学模式向生物—心理—社会医学模式转变,医学院校应着力培养宽基础、创新型人才。为此,我国医学教育必须更新医学教育观念,变革医学教育的教学方法和模式,才能适应国际医学教育改革与发展的趋势,培养知识、能力、态度协调发展的医学人才。

TBL 教学模式于 2002 年,由美国俄克拉荷马大学的 Larry K. Michaelsen 等人为适应 20 世纪 70 年代末新入学人数增长三倍所带来的教学压力而提出的全新教学策略。TBL 教学模式是基于团队进行学习,以解决问题为目标,重视解决问题的学习过程。通过组建小组(一般 4~5 人)、教师确定教学要点、学生根据教学要点进行课前阅读和准备、个人测试、小组测试、应用性练习等过程,该模式打破了传统医学教育学科式课程的界限,改变了传统医学教育以教师灌输为主、学生被动接受知识的局面。通过团队小组成员之间的协作与团队的集体智慧,TBL 使理论课教学能在传授给学生知识的基础上,进一步提升学生的认知能力、团队合作精神和人际交往能力,真正实现研究性、讨论式学习和互学互教的拓展性学习,变一名教师传授的信息量为 100 多名学生智慧与信息量的大碰撞,同时向"后进生"提供帮助与支持。该模式节省师资,提高课堂教学效率。TBL 教学模式较传统理论课程授课方式而言具有明显优势;其培养的医学生也将更符合"五星级"医生和医学教育国际标准要求。

(2) 可行性 学校领导十分重视 TBL 教学改革,将其作为我校医学教育改革的重点和难点并为做好 TBL 教学改革已做了大量的准备工作。2008 年,在学校"985"二期工程项目的资助下,时任中山大学医学教务处的处长、国家级教学名师王庭槐教授,从校授课大赛一等奖选手中分批选派教学骨干和管理骨干到美国印第安纳大学学习 TBL 教改经验;还邀请了多位美方专家到我校开展 TBL 教学的互动演示,使全院师生了解了国际医学教育改革的趋势,体验了 TBL 教学形式,提高了对 TBL 教学改革的感性认识。此外,王庭槐处长在医科各个学院、附院分批进行 TBL 教学改革的巡回讲演,还在生理学课堂教学中进行了三场 TBL 现场教学演示;中山医学院药理学教研室汪雪兰副教授、附属二院内科学戴冽教授分别在药理学、内科学课程中进行了 TBL 教学改革试点。学生调研问卷结果显示,85% 以上的学生对 TBL 教学十分感兴趣、学习积极性高,认为学习效果好、TBL 教学对学生的自我学习潜能的激发非常大。考试结果也显示,TBL学习更有助于学生对基础知识的牢固掌握,提高发现问题、分析问题和解决问题的能力。医教处两年来也专门在部分核心课程以项目形式予以立项倾斜建设,附属一院亦尝试以项目形式在大部分临床课程环节进行了TBL项目尝试。通过上述理论和实践探索,大部分教师和临床医生对TBL教学改革有了较好的理性认识和感性实践。

教师骨干积极投入TBL教学改革。医学队伍中有一批关注医学教育发展、热心医学教育事业、积极投身于医学教育改革的专家和教师。近年来,这些教师都实施或参与了多种教学方法的改革。这样一批教师是TBL顺利开展的基础。为促进基础与临床的结合,生理学、药理学、内科学等部分课程已在部分课程章节试点了TBL教改实践,并编制了TBL教学资料。目前有30余项TBL教学改革项目正在研究阶段,5门课程开展TBL试点。

经过与部分教师代表和专家组的多次座谈,大家一致认为,应该在我校目前有能力实施TBL教学改革的课程中进行逐步推广TBL教学改革并不断总结经验,逐步形成TBL教学体系。

2. 总方案

以TBL教学方法改革为主的教育教学改革是我校医科近5年内的教改的重点工作之一。鉴于目前各种条件,学校决定采取逐步推进到全面铺开的方法。此项改革将被分为三个阶段:

第一阶段:以现有各专业人才培养方案为依据,以各门课程为单位,建立TBL教学方法的试点。各门课程(教学主任或课程负责人)根据其关联课程的内容提出适合TBL的教学内容并编写相应的教案,选择部分学生、班级进行试点,完善TBL教案,使各门课程均有经过实践检验的成熟的TBL教案。

第二阶段:整合教学内容。在各门课程改革试点的基础上,提出课程与课程之间、特别是基础与基础课程之间、临床与临床课之间、基础与临床课程之间内容的有机整合,进一步完善和补充TBL教案,初步形成适合于TBL教学的教学体系。

第三阶段:形成TBL教学模式。在全面实施TBL教学改革过程中,不断完善内容以便形成适合我校医科教学特点的TBL教学模式;也可以通过一二阶段的实践,积累经验,为今后推行器官、系统、PBL教学模式奠定基础和提供借鉴。

(1) 具体方案与实施步骤

①试点范围:以下具体实施方案主要针对第一阶段而设计。要求各医科教学单位以八年制临床医学专业博士学位的课程设置为依据,凡八年制教学计划中所涉及的主要医学基础课程和临床专业课程,原则上均需参加此项改革试点。

TBL教案及教学时数的确定:各门课程开展TBL教学的学时数,原则上从原课程总学时中划分出来,不再另行增加学时数;其用于TBL教学的具体学时数由各门课程结合本学科特点自行确定。原则上要求:医学基础课程中的形态课程与机能课程至少有1～2个TBL教案(4～6学时);医学临床课程中至少有3～4个TBL教案(9～12学时)。

教案的编写和选用:各课程负责人根据各课程教学特点,可选用部分国外同类优秀教材;医教处将适当划拨经费资助部分课程负责人自行编写适合部分校本的TBL教案。各教学单位、院系负责组织各学科专家对本学科TBL教案的编写或者选用;并成立院系专家组,院系专家组对TBL教案进行评审后提交学校TBL专家小组讨论,通过后施行。

②改革步骤:自2010年9月起全面启动TBL教学改革试点工作,各院系提出本院系TBL教学改革的实施方案。

已进行TBL教学试点的课程,如生理学、药理学、内科学在总结经验和不足的基础上,继续试点和完善TBL教学。

所有试点进行TBL教学改革的课程必须在2011学年9月前结束TBL试点工作,并总结经验,向医学教务处提出整改方案。

试点对象的选择:为了便于开展试点工作,使试点对象具有可比性,及适当减少同一个年级学生学习的压力,原则上要求各院系结合学期教学任务和教学进度,选择不同年级的八年制学生为试点。学生人数最好以一个自然班为单位进行。

各院系教学科负责本单位课程的TBL改革试点工作的组织、落实和实施。

医学教务处将定期组织督导和专家对各院系的TBL教学的实施情况进行监督和检查。

3. 保障措施

在分管副校长的指导下,医学教务处全面负责医科TBL教学的组织协调和指导工作、TBL教案的审核、教师培训、学生学习指导和评价工作等。

各院系教学院长为院系TBL专家组组长,负责所在院系TBL方案的具体设计、实施以及监督执行情况。

TBL案例编写纳入教学工作量,每份案例按照10学时的工作量计算。

学校将设立TBL教学专项经费以保证TBL教学改革的顺利实施。

第二节 中山大学医科 TBL 教学的实施步骤

TBL 教学实施步骤：

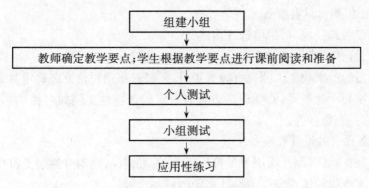

图 3-1 TBL 教学示意图

1. 组建小组

由 3～5 人组成一个小组，可由若干这样的小组组成几十人至上百人的大团队。课堂上，每个课室(约可容纳 120 余人)配 1 位教师(facilitator)和 1 位协调人(coordinator)。教师需要指导和参与小组的组建：

(1) 指导学生须妥善地组建小组。组建的原则：①根据技能和能力多样性的原则构建小组，即同一小组成员的能力应有强弱差异，以便在学习过程中以强带弱；②小组的规模适宜(3～5 个成员)；③确保小组成员保持稳定，有利于学生在小组运行的过程中成长。

(2) 对小组进行辅导，使每个成员明确自己的责任：充分做好个人的课前准备；参与小组活动的开展和任务的完成；参与小组的正常运作。教师可通过建立学生的责任感评分体系来强化小组成员的责任感。

2. 教师确定教学要点与学生根据教学要点进行课前阅读和准备

根据课程的实际情况制订教学计划，将课程内容划分为几个大的单元，可全程实施 TBL 教学，也可部分实施 TBL 教学。

在每次 TBL 课堂教学的前一周将有关教学资料挂在网上供学生下载阅读，并告知学生课上将进行个人和小组测试。资料可为电子教材、教案、病历、文献等，同时应明确教学目的、要求，如：学生应掌握的概念、知识点、要点及其认知级别等，便于学生有效地进行自学。

3. 个人测试(在课堂上的最初 10 分钟完成)

个人测试试卷准备：

①题型为选择题，可为单选或多选。

②题量适中，确保能够在 10 分钟内完成，建议 20～30 题。

③测试目的在于考查学生对教学要点的掌握与否，因此难度不宜大。

4. 小组测试(在个人测试之后立即进行，时间约为 30 分钟)

(1) 小组测试试卷准备

①题型为选择题，可为单选或多选。

②题量适中，确保能够在 30 分钟内完成，建议 10～15 题。

③题目的难度较个人测试有较大提升，须经过小组讨论方能确定答案。

④须精心设计答案，使备选答案具有一定的迷惑性。例如可提供多个正确答案，但只有一个最佳答案。

(2) 刮涂卡的设计和准备

①答案正确，则刮开涂层可见符号提示；答案错误，则刮开涂层无符号提示。

②每次小组测试均须提前设计和印制好刮涂卡。

5. 应用性练习考查学生运用知识能力的问题

是现实中可能面对的问题，可以是编写好的案例或适当组织好的临床病例。问题难度大，备选答案通常没有对错之分，但学生通过展开小组间的辩论可获得最佳答案。

课堂的应用性练习须遵循 4S 原则：

①有意义的问题(significant problem)：选择恰当的、有意义的问题。

②相同的问题(same problem)：每个小组都围绕相同问题或案例展开讨论，分享信息。

③明确的选择(specific choice)：每个小组都要做出明确的选择。

④同时的报告(simultaneous report)：所有小组都要同时做出选择。这种报告成就了学生的清晰思考，并且为他们提供了通过讨论和对比逐渐形成正确结论的机会，让学生通过积极的思辨获得大量信息并得出结论。

第三节 中山大学医科 TBL 教学设计

一、如何进行 TBL 教学设计

优秀的 TBL 教案是 TBL 教学实施成功的关键，也是促进教师的教、促进学生的学的关键,因此,教案的设计、撰写、审核和使用以及评估工作十分重要。

为此,中山大学医学教务处组建了 TBL 教学的"导师营":首选对象是长期坚持在教学一线的中青年教师骨干,而历年来在学校的校级授课大赛上脱颖而出的获奖选手则是骨干中的骨干。来自不同学科的骨干,仔细研读从美国印第安纳大学医学院带回的 TBL 教学资料样例,查阅相关教学方面的文献,反复研讨、精心挑选了部分课程的部分章节,开始做 TBL 教学设计。来自孙逸仙纪念医院内科学教研室的戴洌教授,既是校级授课大赛的获奖者,也是 2009 年与其他几位骨干到美国印第安纳大学医学院实地观摩 TBL 教学的骨干之一,同时又是学校新一届的教学督导,对新的教学理念的接受和理解十分快速和到位;因此,她率先在其承担的类风湿关节炎和系统性红斑狼疮两部分的教学内容中,开始设计 TBL 教学。接下来,先将其教学设计全文列出,以飨读者。

《内科学》 类风湿关节炎(RA)和系统性 红斑狼疮(SLE)两种疾病 TBL 教学设计

（中山大学孙逸仙纪念医院内科学教研室戴洌教授提供）

现有教学方法的缺点

目前临床医学实习生教学存在的突出问题——实践机会少,被动接受知识。

医学实习阶段是医学生向医生转变的最关键的阶段。然而,随着近年医学院校的扩招,每年进入教学医院实习的医学生数量不断增加,导致学生与教师的比例升高日益繁忙的临床医疗工作使得临床带教教师常无法系统地引导与培养实习生的临床思维和实践能力。在巨大的就业压力下,更多的实习生将时间及精力投入到研究生入学备考中去,容易忽略实践技能的培养;而目前国内日益严峻的医患关系更使得实习生参与临床医疗实践的机会较前明显减少,只能进行病程记录、粘贴验单等简单工作。上述这些因素均大大地影响了实习生参与临床实习的热情和积极性,最终使得实习的效果与培养临床思维及实践技能的目的相去甚远。另一方面,习惯被动接受知识、缺乏批判精神、害怕表达交流是国内学生的普遍特点,许多医学生在实习阶段仍拘泥于基于授课的学习模式(LBL):他们在参与教学查房、教学病例讨论等临床实践活动时,都能认真地听教师讲相关的基础及临床诊治知识,却甚少发表自己的意见;在日常医疗查房、收治病人、危重病患收治处理的工作中,往往习惯于简单听从或依赖上级医师的指示,在医疗活动中未能形成主体意识以及主动学习的习惯。

总之，目前临床医学实习生教学存在三大问题：①现行实习教学安排对系统引导和培养实习生临床思维和实践能力的力度不足；②实习生未能形成主体意识以及主动学习的习惯；③实习生参与实习的热情和积极性不高。因此，临床带教尚需改革，如引入新型教学模式来改变这种现状，以培养符合当今全球化发展趋势的合格的医学生。

改革目标设想与内容

课堂应用训练是 TBL 教学法的"重头戏"，也是 TBL 教学法训练学生应用理论能力的关键。传统的课堂应用训练主要以病例串联型多选题为基础，主讲教师在逐层揭示病例的同时提出问题，各小组以 A、B、C、D、E 表决板出示自己的答案，由小组代表陈述理由，教师针对题目进行讲评，再进入下一条问题。我们在以往教学实践中发现围绕"虚拟"病例进行的课堂应用训练存在一些问题：①只看病，不看病人，即学生仍停留在理论学习阶段，即"这是一个什么病"，而忽略了假如接诊到这样的病人时，应如何完成采集病史、体格检查、为病人选择检验及检查项目、诊断、鉴别诊断、治疗、宣教、随访等临床诊疗过程；②学生主动发言的积极性不高；③学生希望及时得到教师的反馈，了解到自身的不足。

为此，我们拟针对上述问题对临床医学实习生的教学进行改革，即将传统教学课堂应用训练病例串型多选题改革为基于真实病例实战训练。目标是：把医学实习生培养成"会看病"的医生：培养临床思维及实践技能，锻炼主动学习能力、交流表达能力、获取信息能力及团队协作精神，提高医学实习教学的质量、效率及教学效果一致性。

改革内容：①将传统课堂教学的课题应用训练中"虚拟"病例改革为真实病例，把真实的病人带到课堂进行诊治；②现场采取抽签的方式分配各小组的诊疗任务，促使学生在预习时针对所有诊疗环节都做好准备；③根据采集病史、体格检查、为病人选择检验及检查项目、诊断、鉴别诊断、治疗、宣教、随访等临床诊疗主线设计课题应用训练任务，有助于教会学生如何培养自身的临床思维和实践能力；④参照执业医师的临床技能考试模式，要求各小组不仅需在一定时间内完成指定诊疗任务，而且需回答教师提问；⑤邀请有临床及教学经验的教师担任评委，在各小组完成指定诊疗任务后立即进行点评，旨在及时发现、纠正实习生诊治病人及临床分析过程中存在的问题及不足。

实施计划：教学对象：2007 级、2008 级、2009 级到中山大学孙逸仙纪念医院实习的八年制医学生，每年级约 30 人；2009 级、2010 级到中山大学孙逸仙纪念医院实习的五年制医学生，每年级约 120 人，实习分成两批进行，每批约 60 人。

教学内容：根据教学大纲要求，内科学实习中风湿科要求掌握类风湿关节炎（RA）和系统性红斑狼疮（SLE）两种疾病，因此选择这两种疾病进行教学。

基于真实病例实战训练的 TBL 教学的流程图如下：

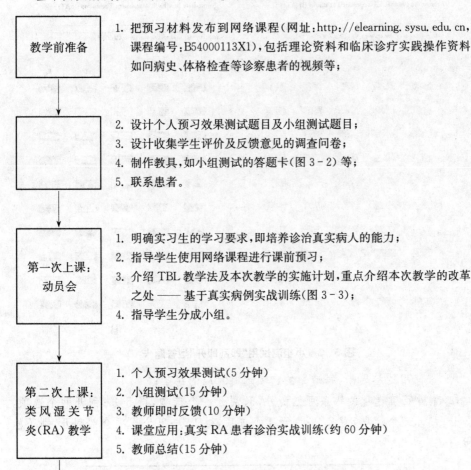

教学前准备

1. 把预习材料发布到网络课程（网址：http://elearning. sysu. edu. cn，课程编号：B54000113X1），包括理论资料和临床诊疗实践操作资料如问病史、体格检查等诊察患者的视频等；

2. 设计个人预习效果测试题目及小组测试题目；
3. 设计收集学生评价及反馈意见的调查问卷；
4. 制作教具，如小组测试的答题卡（图 3 - 2）等；
5. 联系患者。

第一次上课：动员会

1. 明确实习生的学习要求，即培养诊治真实病人的能力；
2. 指导学生使用网络课程进行课前预习；
3. 介绍 TBL 教学法及本次教学的实施计划，重点介绍本次教学的改革之处 —— 基于真实病例实战训练（图 3 - 3）；
4. 指导学生分成小组。

第二次上课：类风湿关节炎（RA）教学

1. 个人预习效果测试（5 分钟）
2. 小组测试（15 分钟）
3. 教师即时反馈（10 分钟）
4. 课堂应用：真实 RA 患者诊治实战训练（约 60 分钟）
5. 教师总结（15 分钟）

第三次上课：系统性红斑狼疮（SLE）教学

1. 个人预习效果测试（5 分钟）
2. 小组测试（15 分钟）
3. 教师即时反馈（10 分钟）
4. 课堂应用：真实 SLE 患者诊治实战训练（约 60 分钟）
5. 教师总结（15 分钟）

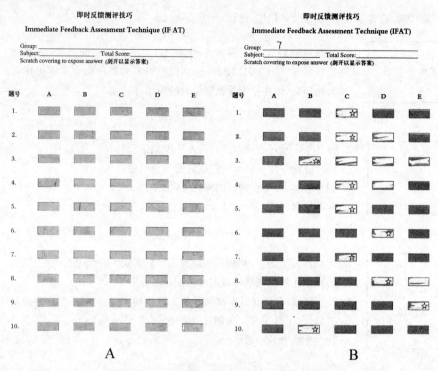

图 3-2　小组测试用"即刮即开"型答题卡

A. 未使用的答题卡,每道题的选项均有对应的锡条;

B. 刮开正确选项的锡条可见☆号,只刮开一个选项,得 5 分;刮开两个选项,得 3 分;刮开三个选项,得 2 分;刮开 4 个选项,得 1 分;五个选项全部刮开,则不能得分。

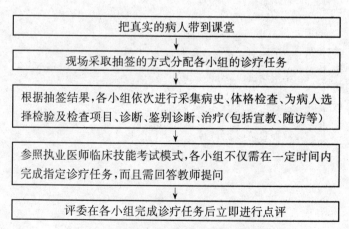

图 3-3　基于真实病例实战训练的流程图

改革效果、进度计划和提交的成果形式

预期改革效果：

(1) 授之以鱼：使医学实习生学会"看病人"，提升其临床思维和实践能力；

(2) 授之以渔：使医学实习生学会如何在繁重的临床医疗工作中培养自身的临床思维和实践能力；

(3) 改革医学实习生教学：基于真实病例实战训练的 TBL 教学适用于大班教学，可面向同一时期所有实习生进行，具有高效性，并可避免目前实习生教学由于带教教师水平、轮科时遇到病例不同等所致的差异，从而保持教学效果一致性；

(4) 成果推广：通过学术论文、学术会议、教学视频及经验交流会等将基于真实病例实战训练的 TBL 教学模式，推广至实习阶段的内科其他专业以及内科以外临床专业如外科、妇科、儿科等的实习带教，并通过积累多年的实践经验，使其成为医学院实习生临床教学的一种常规模式。

进度计划(2013 年 9 月—2015 年 3 月)

第一部分：在中山大学孙逸仙纪念医院实习的八年制医学生中开展基于真实病例实战训练的 TBL 教学。

2013 年 5 月(预实验)：已完成 2007 级八年制临床医学实习生 28 人的教学

2013 年 12 月：在 2008 级八年制临床医学实习生约 30 人中开展

2014 年 12 月：在 2009 级八年制临床医学实习生约 30 人中开展

2015 年 1 月—3 月：整理数据，总结教学经验，发表论文

2015 年 3 月：撰写结题报告，提出教学改革方案

第二部分：将基于真实病例实战训练的 TBL 教学推广至在中山大学孙逸仙纪念医院实习的五年制医学生。

2013 年 9 月：在 2009 级第一批五年制临床医学实习生约 60 人中开展

2013 年 11 月：在 2009 级第二批五年制临床医学实习生约 60 人中开展

2014 年 5 月：在 2010 级第一批五年制临床医学实习生约 60 人中开展

2014 年 11 月：在 2010 级第二批五年制临床医学实习生约 60 人中开展

2014 年 12 月—2015 年 3 月：整理数据，总结教学经验，发表论文

提交的成果形式

(1) 结题报告；

(2) 国内核心期刊发表 1～2 篇教学论文。

特色和创新

创新一：首次将传统 TBL 教学的课题应用训练中"虚拟"病例改革为真实病例，从而达到临床诊治实战训练的效果。

我们前期开展的八年制临床医学实习生 TBL 教学实践中，我们发现学生对课堂应用训练的"虚拟"病例，尤其是"典型"病例不感兴趣。本次教学首次将"虚拟"病例

改革为真实病例,大大提升了学生的兴趣和参与度,并达到了"实战训练"的效果。

创新二:首次根据采集病史、体格检查、为病人选择检验及检查项目、诊断、鉴别诊断、治疗、宣教、随访等临床诊疗主线设计课题应用训练任务,有助于教会学生如何培养自身的临床思维和实践能力。

特色一:参照执业医师的临床技能考试模式,要求各小组不仅需在一定时间内完成指定诊疗任务,而且需回答教师提问。

实习生毕业 1 年后即要参加全国统一的执业医师考试。执业医师考试内容体现了执业医师所必须掌握的临床知识与技能,它不仅反映考生本人的临床水平,更体现了培养考生的高等医学院校的教学水平。目前我们在实习阶段教学中即让医学生明确将来作为临床医师所必须具备的能力,并以此作为培养目标。

在我们本次 TBL 教学改革的具体实施中,参照执业医师的临床技能考试模式,要求各小组不仅需在指定时间内完成指定诊疗任务,而且需回答教师提问。小组推举一位代表执行指定诊疗任务(如采集病史、体格检查等)或表述小组观点,允许小组其他成员作补充。为充分了解小组所有成员是否都掌握该诊疗任务,我们加入了教师提问环节,结合指定诊疗任务及完成过程中存在的问题进行提问,引导小组所有成员均有机会表达自己的想法,同时更全面地了解该小组对于指定诊疗任务的把握程度。

特色二:邀请有临床教学经验的教师任评委,在各小组完成指定诊疗任务后立即进行点评。

我们前期在 2007 级八年制临床医学实习生开展的预实验表明,学生十分赞同"在完成诊疗任务后立即得到教师点评"的做法。这样不仅使学生及时认识到自己的长处和不足,而且使学生高效地学习到如何正确完成对患者的临床诊疗。更重要的是,通过教师的点评,学生可接触到很多教科书以外的知识,例如,如何与患者沟通等医学人文知识,教师的临床经验,以及在制订治疗方案时如何平衡循证医学与中国国情、患者经济及依从性之间的关系等。

另一位 TBL 实践者为中山大学第一临床学院儿科学教研室主任蒋小云教授。现将其在儿科学之"肺炎、腹泻和急性肾小球肾炎"的 TBL 教学改革设计列举如下:

《儿科学》"肺炎、腹泻和急性肾小球肾炎"TBL 教学设计

(中山大学第一临床学院儿科学教研室蒋小云教授提供)

改革内容和目标

内容:儿科学是一门研究小儿生长发育规律、提高小儿身心健康水平和疾病防

治质量的临床医学学科。儿科学的教学有其独特性,内容纷繁复杂,几乎涵盖了0～14岁的各个年龄分期中全身各器官系统的不同病症,机体在解剖、生理、病理、疾病的发生、发展及防治方面与成人有明显不同,且在不同年龄阶段各有特点;但传统的教学模式很难调动医学生学习儿科学的兴趣,很难吸引他们以后从事儿科专业工作。

儿科学教学包括理论课教学和临床实践教学(见习、实习)两个阶段。本教研室依托中山大学《儿科学》精品课程建设项目,以中山医科大学"三基"(基础理论、基本知识和基本技能)、"三严"(严格要求、严肃态度、严密方法)的基本教学思想为指导,不断深化教学改革。近5年来,我科采取了多种教学手段或方法进行儿科学教学,包括双语教学、PBL教学法、互动式教学、"标准化病人"培训、启发式的以病例和病案为中心的临床实践教学方法、床边教学查房、临床教学病例讨论、循证医学教学和临床技能培训等。以上方法贯穿应用于儿科学理论讲授、见习和实习三阶段的教学,有效调动了学生参与学习的积极性,在传授知识的同时启发学生积极思考,增强学生的儿科临床思维、实际操作能力和解决临床问题的能力,初步取得了良好的教学效果,为社会培养了一批拥有扎实的儿科基础、较强的临床思维与实践能力及良好的医学人文素养的高质量、合格的儿科医师,同时建立了一支具有扎实儿科学术基础、有改革精神和娴熟带教能力的教师队伍。

但是,目前在儿科学的教学实践中仍存在以下亟须解决的问题:

(1) 学生方面

①对理论知识的接受仍相对被动,缺乏对课程概念实际应用的相关训练:近年来,尽管本教研室在儿科学的理论课授课中,采用以问题为基础(PBL)教学与双语教学相结合的模式,在一定程度上激发了医学生进行自主学习的兴趣;但由于儿科学内容纷繁复杂、艰涩难记,大多数同学学习兴趣仍普遍不高,只是在课堂上被动地接受知识,自主学习不能真正落到实处。此外,在整个儿科学课程的理论课授课中,缺乏针对关键概念实际应用的相应有效训练,导致同学们对课堂上理论知识的理解不深刻,也不能很好地将这些知识应用到实际情景中。

②在见、实习阶段,团队精神和责任意识仍较薄弱:本教研室在既往见、实习阶段的儿科临床教学中,采用了PBL教学、互动式教学、"标准化病人"培训、启发式的以病例和病案为中心的临床实践教学、床边教学查房、临床教学病例讨论、循证医学教学和临床技能培训等多元化教学方法,一定程度上调动了学生学习的自主能动性,启发了学生积极思考,增强了学生的儿科临床思维、实际操作能力和解决临床问题的能力,初步取得了良好的教学效果。但由于缺乏一个团结有力的学习团队作为依托,缺乏一个科学、合理的评分制度,过去的教学模式常常导致同学们责任意识不足,使学习小组的"问题"不能被很好地解决,经常出现"搭便车""成员

冲突"等问题。

③"后进生"受排挤：在既往教学模式里,由于学习小组的分组缺乏严格、合理的组织和管理,在分组时,常出现"后进生"不受欢迎,入组后又得不到较好的帮助,容易受到排挤、忽视,不利于其自信心的建立和进步。

(2)教师方面

①教学积极性不高,教学方法相对单一：由于儿科医生临床及科研工作繁忙且教学任务繁重,而医患矛盾又日益尖锐化,部分授课或带教老师教学积极性不高,而且教学手段单一,学生常常提不起学习兴趣。

②对学生的反馈和指导仍不足或不及时：本教研室开展"以问题为中心"(PBL)的教学模式以来,教师与学生的互动得到了明显的改善：学生在解决某一现实问题过程中能得到辅导老师相应的指导,提出的疑问也能得到相对及时的反馈。但是,在课堂开始时,辅导老师对学生(或学生对小组其他成员)的自主学习情况并不完全了解,这种教师备课与学生自主学习情况反馈的滞后,会导致教师的指导重点与学生的实际需求之间出现偏差,浪费宝贵的课堂时间,降低课堂效率。

③师资相对不足：近年来,我校新入学医学生人数有逐年上升的趋势,我科所承担的儿科学理论课授课和见习、实习阶段带教的教学任务也越来越繁重,师资相对不足,制约了本教研室儿科学教学质量的进一步提高,迫切需要探索一种课堂效率高、省师资的新型教学模式。

20世纪70年代末,美国为了应对当时新入学人数增长三倍所带来的教学压力提出了一种全新的教学策略,之后经过多年的发展和提炼,于2002年由美国俄克拉荷马大学的 Larry K. Michaelsen 等正式提出了以团队为基础的教学模式(TBL)的概念。目前在发达国家,TBL 已被广泛接受和采用,并取得了良好的教学效果;可使理论课教学能在更高层次上提高学生的认知能力,也能培养学生的团队合作和人际交往能力,并对"后进生"提供了帮助与支持,同时使教师对教学工作保持较高的工作热情。TBL 教学由组建小组、教师确定教学要点(学生根据教学要点进行课前阅读和准备)、个人测试、小组测试和应用性练习等步骤组成。

目标：因此,本教改内容主要是针对以上存在的制约儿科教学质量进一步提高的问题,在原来优良的教学传统上,引进 TBL 的先进教学理念,改革儿科学课堂教学;通过组建合理的学习团队、引进"准备就绪状态确认过程"(Readiness Assurance Process,RAP)的评价体系、强化应用性练习,旨在提高学生学习的自主性和责任感,培养其团队合作精神和人际交往的能力,加强师生双方的双向反馈,改变或弥补以往教学手段或方法的不足。

改革的目标与意义

(1)改革目的：选取儿科三大多发病——肺炎、腹泻和急性肾小球肾炎,采用

TBL教学模式,改进传统的教学方法,以学生自主学习、运用概念为主,教师引导为辅,结合RAP的评价体系,以增强师生双方的责任感,同时加强师生双方的双向反馈,达到提高学生对课程概念的认知水平、培养学生团队合作精神、锻炼学生人际交往能力以及进一步激发教师的工作热情的目的。最终目标是使学生不仅成为掌握扎实的儿科基础知识、熟练的儿科基本操作技术,具有较强临床思维和临床诊治能力的医学毕业生,同时也成为有较强自主学习能力、强烈的团队合作意识、高度的责任感以及较强的人际交往能力的高质量医学人才。

(2) 改革意义:选取儿科三大多发病——肺炎、腹泻和急性肾小球肾炎,采用TBL这一新型的教学模式,强化了课程概念的运用,有助于提高学生对当前阶段知识的认知水平及应用能力,同时也为下一阶段的学习作了很好的铺垫,从而形成良好的、循序渐进的递进式学习模式,可望达到级链放大式的学习效果。这也将有助于培养有良好儿科基础、临床思维能力和临床实践能力强、自主学习能力强、具有强烈的团队合作意识、高度责任感及较强人际交往能力的高质量医学人才。在医学知识技术日新月异的时代,在当前医患矛盾日益尖锐的医疗环境下,医学毕业生的自主学习能力、团队合作意识、责任感以及人际交往能力显得尤为重要,但这些素质的培养正是以往教学模式所欠缺或忽视的,因此TBL教学模式在儿科教学实践中的应用能够弥补以往教学模式这方面的不足,进一步提高教学质量。本课题有较强的操作性和可行性,加强培植可望形成一套适合当前医疗环境的先进儿科教学模式,可在广东省乃至全国进行推广并将产生积极的辐射效应。

实施计划

(1) TBL教学理念的培训及宣传:对儿科教师队伍进行TBL教学模式的培训,使参与课程授课的教师了解TBL教学模式的原则与优点,掌握TBL教学的步骤与方法,并向学生宣传TBL的教学理念。

(2) 完成儿科TBL课程设计:根据TBL教学模式的四项重要的基本原则,即小组必须合理组织、合理管理,学生需要有责任意识,团队任务必须能促进学习和团队发展和学生必须得到经常和即时的反馈,课程设计主要由教师完成,学生可参与评价体系的设计。其主要内容是:①根据儿科学课程教学大纲的要求,选取儿科三大多发病——肺炎、腹泻和急性肾小球肾炎为TBL教学的内容;②选择相应的学习辅导资料;③设计评价体系,即准备就绪状态测试(RAT),包括每个单元的个人测试、小组测试及应用性练习内容。

(3) 建立并完善儿科教学互动平台:利用2009年儿科学被评为校级精品课程及其建立的网络教学资源,以及进一步申报省级、国家级精品课程的有利契机,进一步完善儿科网络教学互动平台,为TBL教学模式在儿科教学中的应用提供网络教学资源及教学信息互动反馈的支持。教学互动平台的主要功能包括:①课程信息发布平台,即提前向学生发布教学内容和学习辅导资料;②拓展性学习平台,即向学生推荐可供参考的自主学习资源,包括相关专著、杂志及网站等;③讨论沟通,即为教师和同学在教学中遇到的疑问、发表观点提供讨论的空间,可通过 Email 或在线网络上进行实时和非实时的沟通和讨论。

(4) 实施 TBL 教学试验:选取儿科肺炎、腹泻和急性肾小球肾炎这三大疾病为 TBL 教学的内容,探讨 TBL 儿科教学模式的优势与不足。

①试验对象:以中山大学 2007 级八年制医学生为培养对象。

②教材:试验班及对照班均选用八年制《儿科学》教材,实行同一授课计划。

③教师:试验班及对照班均由教研室具有丰富教学经验和坚定教改信念的教师任教。

④试验分组:以班为单位,按不同儿科教学模式随机分为 TBL 教学模式组(试验组)和传统教学模式组(对照组)。两组学生均经全国高等院校统一招生考试入学,随机分班,学生的性别、年龄、入学成绩经统计学处理,无显著性差异,具有可比性。

⑤学生培养具体方法:

试验组:采用 TBL 的新型儿科教学模式,按照 TBL 教学模式的步骤与方法(组建小组→教师确定教学要点,学生根据教学要点进行课前阅读和准备→个人测试→小组测试→应用性练习)实施教学。在课程的各个主要论题中,每个教学单元会延续 6~10 个学时,相当于大部分课程都有 2~4 周,小组学习都会按照一定的流程进行。TBL 的新型儿科教学模式贯穿应用于儿科学理论讲授、见习和实习三阶段的教学。

改革效果

TBL 教学模式对儿科教学的优势应体现在以下几个方面:

(1) 通过 RAT 训练,进一步激发学生进行自主学习的兴趣,使儿科理论教学能在更高层次上提高学生的认知能力。

(2) 培养学生的团队合作精神和责任感,锻炼其人际交往能力,以适应当前医学知识技术日新月异和医患矛盾日益尖锐的医疗环境。

(3) 实现对"后进生"的帮助与支持,帮助他们培养自尊,使他们与其他学生成为学习伙伴,而这一伙伴关系将在以后的其他课业中继续为他们提供帮助。

(4) 通过减轻教师对简单概念机械重复的教学任务、增强师生之间及时的双向互动,以及实行师生在教学活动中的双向负责制,使教学工作具有更大的挑战性,能使教师对儿科教学工作保持较高的工作热情,也将在一定程度上缓解目前儿科教学中师资相对不足的困境。

进度计划

具体实施过程将分成四个阶段：

(1) 准备阶段(2010 年 10 月—2011 年 2 月)：编制实施方案与项目组织实施计划书。对教师进行 TBL 教学模式的相关培训,使其掌握 TBL 教学的原则、优点、方法及步骤,并向学生宣传 TBL 教学理念;完成儿科 TBL 的课程设计;建立并完善儿科教学互动平台,保证课程信息的及时发布与反馈。

(2) 改革试验阶段(2011 年 3 月—2011 年 12 月)：在中山大学 2007 级八年制医学生的儿科学理论授课中选择肺炎、腹泻和急性肾小球肾炎这三种疾病开展 TBL 教学改革试验,并总结经验,完善 TBL 课程设计。

(3) 验收鉴定阶段(2012 年 1 月—2012 年 3 月)：进行项目总结,编写总结报告,进行项目验收和鉴定。

提交的成果形式：

本课题在继承本教研室既往的优良的儿科教学传统的基础上,希望花近 2 年的时间来探讨 TBL 这一新型教学模式在儿科教学实践中的优势与不足以达到新的工作目标。

预期的具体研究成果

(1) 提高医学生儿科学的学习成绩,提高学生的临床思维能力与临床实践的能力,培养自主学习能力强、具有强烈的团队合作意识、高度责任感及较强人际交往能力的高质量医学人才。

(2) 编写一个完整、科学、可行性强的儿科 TBL 课程设计方案。

(3) 争取在有关本科临床实践教学的国内外核心期刊发表论文 1~2 篇。

TBL 的儿科教学模式在整体上保持了传统教学模式的优点,同时注重培养学生的自主学习能力、团队合作意识、责任感以及人际交往能力;这种模式在培养具有良好儿科基础、较强的临床思维能力和实践能力的人文医师上,可能比传统的教学模式有更大的优势。因此,这种模式可望在中山大学各附属医院乃至本省兄弟院校,甚至在全省乃至全国进行推广使用,将对全省乃至全国的儿科临床实践教学产生一定的影响并发挥积极的辐射效应。

特色和创新

近年来,我国大学生逐年扩招,医学生的人数也在逐年增长,儿科课程的教学压力也越来越大。为了既能保证儿科教学质量不下降甚至提高,又能缓解这种教学压力,儿科学的教育工作者迫切需要积极探索一种适合当前形势的新型教学模式。2002 年,美国俄克拉荷马大学的 Larry K. Michaelsen 等正式提出 TBL 教学模式的起因正是迫于 20 世纪 70 年代末,美国当时医学生新入学人数增长三倍所带来的教学压力。经过多年的发展和提炼,目前在一些发达国家,尤其是美国和加拿大,TBL 教学模式已被广泛接受和采用,并取得了良好的教学效果。但目前国内对 TBL 的了解并不多,付诸实践的院校也很少。本课题利用 2009 年儿科学被评为校级精品课程及其建立的网络教学资源,利用进一步申报省级、国家级精品课程的有利契机,完善、补充和更新原有的儿科学网络资源,将 TBL 的新型教学模式应用到儿科的教学实践中。其创新之处为:

(1)科学性:本项目紧密结合儿科学课程的特点以及本科儿科学教学的培养目标,设计严谨,立论依据充分,注重培养学生的自主学习能力、团队合作意识、责任感以及人际交往能力。假如实施后得到的可靠的第一手资料可为其他领域的教学改革提供理论基础和科学依据。

(2)创新性:本课题主要针对本科生,采用 TBL 的教学模式,对课堂教学进行了深度的改革,将课堂的焦点由传统教学模式中指导教师传授课程概念为主转变为由学生小组应用课程概念为主,使学生在自己的学习过程中转换为承担更多责任的主动学习者。TBL 既具有 PBL 激发主动学习的优点,又注重理论知识的理解和实际应用,同时省课时、省师资、课堂效率高。

(3)可操作性:本课题应用行动研究法开展教学试验,具有反馈及时、易于推广等特点,可操作性强。

二、TBL 教学的应用效果如何?

时任中山大学医学教务处处长的王庭槐教授,既是在中山大学医科系引入 TBL 教学理念的教学管理者,更是一位长期坚持在《生理学》课程中开展 TBL 教学实践的一线教师。下面将其在泌尿生理学 TBL 教学的整体设计与应用效果分享如下:

整体设计

目的:探讨基于团队学习(TBL)的教学模式在生理学课程中的应用效果。

方法:以中山大学中山医学院 2012 级五年制临床医学专业 4～7 班共 144 名本科生为研究对象,学生共分为 37 个小组。在生理学泌尿系统的学习单元中采用 TBL 教学方法,并在学习结束后对学生进行了相关的问卷调查,了解 TBL 的教学效果以便为日后的推广提供客观依据。

结果:学生积极发言,讨论热烈,课堂气氛活跃;个人测试及格率为 76%;100% 的学生对 TBL 教学方法、主讲教师满意,99% 的同学对教学内容、教学效果满意;97% 学生认为 TBL 教学有必要推广。

结论:TBL 教学是适合生理学课程行之有效的教学方法,值得进一步推广。

(1)对象与方法

教学对象:以最近一次接受 TBL 授课的全体同学作为研究对象,即中山大学中山医学院 2012 级五年制临床医学专业 4～7 班 144 名本科生,学生以班级为单位随机分组,四个班共分 37 组,每组 3~5 名学生。

教学方法:我们提前一周确定教学内容,与此同时将临床病例发给学生,同学们课前通过上网或查阅书籍等方式广泛搜集资料做好相关准备。课堂教学时间用于完成个人测试、小组练习和应用性练习三个环节。个人练习为 20 道单选题,每题 5 分,共 100 分。题目内容涵盖面广,突出泌尿系统的重点和难点,闭卷方式测试个人对该章的掌握情况,时间限制在 10 分钟左右,之后按时收回并阅卷评分。

小组练习为 10 道单选题,包括 A、B、C、D、E 五个选项。每题 4 分,共 40 分,小组练习所设的题目稍难,所列备选项的干扰性也较大,需要小组成员之间的密切配合、团结协作和积极讨论,而正确答案的揭晓则以新颖的即时反馈测评答题卡形式进行。即时反馈测评答题卡是专门制作用于小组练习的,正确答案的选项以星号表示,然后再在表面涂上一层染料以确保答案的保密性。第一次刮到以星号表示的正确答案,整组成员得 4 分;第二次刮到星号,整组得 3 分;以此类推,第五次才刮到正确答案得 0 分。时间限制在 15 分钟左右,之后各组代表发言解说,最后教师答疑。此环节完成后收回答题卡并分析。

应用性练习为教师提前一周发给学生的、与本章内容相关的、超纲且难度较大的临床病例,接着设了 7 道与病例相关的不定项选择题,同学们以组为单位进行讨论,时间 15 分钟左右,各组以举牌的形式出示讨论结果,之后组间辩论,最后老师给出正确答案并分析总结。

效果评价

TBL 三个环节进行完毕后,我们设计了 2013 年秋季学期泌尿系统 TBL 学生学习态度评价、满意度调查、推广 TBL 态度的问卷调查对此次教学效果进行评定。此外,在问卷的最后还要求同学们写出对此次 TBL 教学活动的意见或好的建议。学生采用不记名的方式填写,问卷填写后当场收回。本次调查应到人数为 144 人,实到 140 人,缺席 4 人,共发放问卷 140 份,回收有效问卷 130 份,有效问卷回收率为 92.9%。

(2)结果

教师的课堂观察

个人测试时,应试者均按时认真完成答题,10 分钟后,收回试卷。有的同学反映题目太简单了,有的则认为题目有些难度,且时间不够用等等。小组练习时,刮卡环节最令同学们激动兴奋;各组讨论激烈,每位组员都发表自己的看法;最后刮卡验证各组的答案。且在这个环节中,老师还将现有的问题进行延伸,如由生理问题延伸到与解剖学相关的内容:有些学生认真回忆所学知识;有些学生则立即用手机上网搜索,很快给出正确答案。此外,对未能完全理解的某些问题,同学们一致要求老师再次详细讲解,讲解之后大家表示满意。TBL 最后一个环节为应用性练习,对于从未接触过的临床病例,各组成员根据所找资料共同商讨。

讨论结束后,各组举牌出示答案,意见不同的小组分别作出解释说明,各组辩驳气氛活跃。尤其是开放性试题,大家观点不一、各抒己见。以应用性练习第七题为例:

根据患者的病情、经济能力和治疗意愿选择合适的处理措施,尽力挽救患者现有器官功能是医生的职责。本例患者父母及妻子在事故当天迅速赶到,该患者是独生子,已婚未育,家属要求医生无论如何要抢救患者,经济能力无需担心。你作为主管医生,考虑到患者的远期生存质量及家属的期望,欲为患者制订一套治疗方案以利于患者的康复和抚慰家属,以下措施中你会选择:

A. 进一步检查,行全身 CT 和 MRI 扫描以发现可能存在的车祸损伤,避免漏诊

B. 请康复科会诊,为患者制作义肢

C. 要求患者近亲家属与患者配型,以做好肾移植的准备

D. 联系器官移植中心为患者寻找合适肾源,一旦出现肾衰竭则进行肾移植

E. 请辅助生殖中心会诊,取患者精子,为其妻行人工授精手术,以防患者突然死亡而未留下孩子

此题为涉及医学、经济、社会伦理等方面的综合性开放题目,各组同学就患者是否要孩子问题展开激烈争论。有的组从中国传统观点出发,认为医务人员可帮助患者留下子嗣,传宗接代乃天经地义,这也是其妻子的义务;有的组从妻子的角度认为,在患者有可能不幸去世的情况下,医务人员不应帮患者留子嗣,以便其妻日后能找到更好的归宿,或者即使要留子嗣也要征得其妻的同意;也有的组从未来孩子的角度出发,认为若未来的孩子知道自己悲惨的出生原因会难以承受,所以医务人员不可帮患者留子嗣;还有的组认为帮患者留子嗣只会使患者对自己的病情不抱希望,且从病例描述中可推测患者病情可以痊愈,无需制作义肢,更无需帮其留子嗣,等等。

个人测试和小组练习分析结果

个人测试阅卷统计结果显示:回收的 140 份试卷中,及格人数为 107 人,及格率为 76%;80 分以上者 46 人,约占及格人数的 43%。小组练习时的即时反馈测评答题卡分析结果显示:10 道单选题中各小组至少有六道题一次性刮出星号选项,即至少 60% 的题目一次性刮出正确答案;其中有 5 个组在各组成员的共同配合下 10 道题全部一次性刮出正确答案。

问卷调查结果

对团队其他成员学习态度评价调查:

A. 表示该成员学习态度非常认真,积极主动学习,发言踊跃,能充分协调促进小组成员学习

B. 学习态度认真,主动学习

C. 学习过程中比较被动

D. 基本不参与本次学习讨论

调查结果显示,有86%的同学为自己的组员打分为A,即表示本组成员学习态度非常认真,积极主动学习,发言踊跃,能充分协调促进小组成员学习;12%的同学打分为B,即表示本组成员学习态度认真,主动学习;只有2%的同学表示本组成员学习过程中比较被动。

TBL教学满意度调查结果

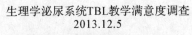

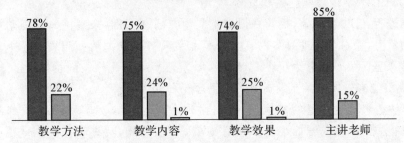

图 3-4　中山医学院五年制临床医学专业学生对 TBL 教学满意度调查结果

统计结果显示:对教学方法,约78%的同学表示非常满意,约22%的同学表示满意;对于教学内容,约75%的同学非常满意,约24%的同学满意;对于教学效果,约74%的学生非常满意,约25%的学生满意;而对于主讲教师,约85%的学生非常满意,约15%的学生表示满意。

对 TBL 教学是否有必要推广的调查结果

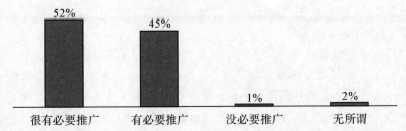

图 3-5　中山医学院五年制临床医学专业学生对 TBL 教学进一步推广态度的调查结果

调查显示:约52%的学生认为 TBL 教学很有必要推广,约45%的学生表示有必要推广,约1%的学生认为没必要推广,约2%的学生认为无所谓。

41

学生对 TBL 教学的建议

同学们在问卷建议栏中提了许多有意义的建议,具体归纳如下:①建议此种教学方式尽快推广,并作相应的改善,如内容需进一步精炼、让更多的组参与发言、先解说 TBL 而后再进行三个环节、也有学生建议抽签分组可能更有利于四个班不同思想间的交流;②建议 TBL 推广到生理学所有章节;③希望其他课程也能引入TBL;④有些学生同时也指出此次 TBL 教学的不足之处,如需要更多时间讲解习题、注意上课时长、老师应控制某些组的发言时间且应及时阻止天马行空的发言、确保足够的调节者以更好地推广等。

(3) 讨论

①TBL 教学调动学生的积极性,帮助支持后进生,提高了学习效率

在进行 TBL 教学前,提前一周划定教学范围(包括临床病例),给同学们一个学习的动力,课前学生通过各种途径搜索相关及可能相关的知识内容。个人测试阅卷结果显示:及格率为 76%,而 80 分以上者约占及格人数的 43%。这说明TBL 教学能有效促进学生及时复习巩固理论知识,同时也培养了学生自主获取知识的能力。教师的课堂观察表明:在组内讨论和组间辩驳时,每位成员都参与其中、自由发言,成绩较好的小组成员则发言更积极踊跃,后进生在参与过程中也认识到自身不足,并快速补缺补差;尤其是小组练习时,即时反馈测评答题卡以刮开正确答案的形式更激发了学生兴趣、调动了他们的积极性。课堂上老师适度地延伸提问,如与生理泌尿系统相关的解剖知识等;大部分同学认真回忆所学知识,有些同学则通过手机上网快速找到正确答案,加深印象。此外,利用 TBL 教学形式我们也设计了一些与临床密切相关的题目,以应用性练习第七题为例,通过让学生讨论临床上颇具争议的话题,使他们较早了解临床,提前思考医学伦理、医患关系等问题。此外,学生学习态度评价调查显示:86% 的同学打分为 A,即表示本组成员学习态度非常认真,积极主动学习,发言踊跃,能充分协调促进小组成员学习。这些结果表明,TBL 教学调动了学生的学习积极性和主动性,成绩较好的学生带动后进生,提高了学习效率。

②TBL 教学提高了学生的人际沟通能力和团队合作精神

TBL 小组练习及应用性练习环节,需要各组成员间有效沟通、密切配合和分工协作。小组练习分析结果显示:10 道单选题中各小组有 6 道题一次性刮出正确答案,即至少 60% 的题目一次性刮出正确答案;其中有 5 个组在各组成员的共同配合下,10 道题全部一次性刮出正确答案。在难度较大的病例讨论环节,各团队热烈地争论和每位组员积极发言使得结论更接近正确答案,即正确答案不是靠某一人的贡献,而是靠整个团队共同的智慧。这些环节锻炼了学生的人际沟通能力,同时体现了团队合作的力量。

③TBL 教学是一种有效的教学模式,值得进一步推广

学生满意度调查结果显示:99%的同学对 TBL 教学方法、教学内容、教学效果、主讲教师表示满意;对 TBL 教学是否有必要推广的调查中,97% 的学生认为有必要推广。TBL 教学是否进一步推广最终由学生决定,学生满意度调查为我们推广 TBL 教学提供参考;99%的学生满意此教学与 97%学生认为有必要推广 TBL 教学模式相吻合;另外,同学们提出的如希望 TBL 教学尽快推广到生理学其他章节及其他课程等建议,也表明学生对推广 TBL 教学的主观意愿与客观调查结果相符。这些结果说明:TBL 教学是一种有效的教学模式,值得进一步推广。此外,有关注意掌握和控制好小组的发言时间等建议,也提示为了 TBL 教学的顺利进行,协调者须控制好这个环节。

(4) 结语

综上所述,TBL 教学适合生理学课程并可继续推广。与以往课堂讲授教学模式相比,TBL 教学能巩固并深化学生在课堂上已学的知识,让学生以更轻松的心态高效率地获得新知;培养学生的学习自觉性及获取知识的能力,让知识的获得由被动接受变为主动学习;同时也培养了学生的人际沟通及团队合作精神。此外,通过 TBL 教学形式设计的一些理论知识结合临床病例的题目,有助学生深化对理论知识的理解和应用。近来,大型开放式网络课程,即 MOOC(massive open online courses)正日益受到人们的青睐,有人声称MOOC引领了一场教育的革命,翻转课堂时代正迎面而来。若 TBL 教学与 MOOC 结合会有怎样的效果呢? 即学生课外通过微视频学习新知,课堂上则通过 TBL 教学形式巩固知识并将理论知识用于临床实际,此种学习模式能否使学生加深对所学知识的印象、学以致用、提高学习效率还有待我们去大胆尝试,但这可能会成为未来翻转课堂发展的新趋势。

第四节 影响 TBL 教学实施的因素分析与改进对策

1. 影响 TBL 教学实施的因素分析

TBL 教学模式对教师和学生来说是一个新事物,其应用尚属于探索阶段。以下几个方面的因素影响了 TBL 教学模式在高等医学院校的推广使用:

(1) 教师的经验不足(教学观念陈旧、知识储备不足、教学方法落后)

虽然教师在整个 TBL 教学环节中所占用时间较少,但教师需要在课前仔细研究教学内容:课前教师需要投入更多的精力和时间准备开课前的资料和安排课程,一般是至少在开课一周前,得将整合好的学习任务发给学生准备。这些有效整合了的资源很多来自于教材以及教材之外的参考资料等,因此教师必须根据教学大

纲要求及学习要点,花很长时间去寻找资源、编制教学资料、设计问题(既要涵盖需要学生掌握的相关内容,又要能引起争论)与答案;同时,教师还要了解本科生的兴趣爱好、认知规律、认知体系等,在抓住本节重点同时能激发学生的学习兴趣,以促进学生有目的的学习,加深对知识的理解。再者,由于编制的教学资料应满足"综合性、整合性"的特点,对教师的知识储备及知识结构的要求也更高,需要教师不但吃透本学科专业的基础知识及其内在联系,还要了解许多关联学科或课程的知识、甚至很多基础与临床贯通的知识,才能布置好有效的学习任务,提供有用的学习资源。故中山大学近年来实施 TBL 教学的教师,多是资深的副教授或专家型教师,且有指导本科生或研究生工作的经验。这相对保障了 TBL 教学的实施效果。TBL 模式也十分有助于帮助教师转变角色:长期以讲授为主的教学,使得大部分教师习惯授人以鱼,殊不知面对知识迅速递增的形势,授人以渔才是根本。很多实施了 TBL 教学改革的教师坦言:"作为指导者的教师角色,比起原来的传授者角色,还真需要有一段时间去适应。"既有坚实的基础理论知识又有丰富的临床经验的教师是最适合做 TBL 教学的负责人的人选。

(2)学生的准备不足(学习观念、学习方法等均需调整)

中学阶段,学生接受的是传统以讲课为主的教育,也逐渐习惯了以讲课为主的学习方法,故在应用 TBL 教学时,学生可能不能很快进入主动学习的状态。这主要表现为:在运用新方法学习前,各方面准备不足,尤其是不能抓住教师预先布置的学习任务重点;不善于从已有的线索、关键词来寻找更多的文献资料与学习资源;不善于及时发现、综合分析、解决实际问题;不善于拓展性学习。

同时,由于学生在课前要完成教师布置的综合性学习任务,因此对他们的素质、能力尤其是自学能力的要求会较高,且会花费他们很多的时间。因此如果是在同一个学期要开展好几门课程的 TBL 教学,就需要教学管理部门的有效协同,以确保学生在有限的课余时间内合理分配预先学习 TBL 教学资料所需的时间。一般,中山大学在一周内开设 TBL 的课程不超过一门,用时在 3 学时之内。

(3)拓展性资源——基于网络的资源、图书、期刊等相对不足

TBL 教学需要丰富的教学资源支撑。学校要有较丰富的图书期刊、网络数据库等来满足师生在扩展学习方面的需求。因为教师布置了学生课前预习的综合性学习任务,需要学生根据关键词在网络上进行扩展学习,团队教学中的教师也需要就相关的知识进行讨论商议、集体备课等;所以如果学校的图书资料相对不足、网络资源及多媒体设备等不能为学生方便地利用,提供的网络平台不能方便教师的网上集体备课等需要,势必将会影响到这种教学模式更新的推广。此外,TBL 教学模式还需要一些较特殊的要求(比如:IF-AT 系统卡),这些方面需要学校及时引进及更新相关设备。

（4）TBL模式中,教师传授的知识的系统性与全面性相对不足

TBL模式与PBL模式同样,强调的是运用病案或者练习来检验学生对知识的掌握情况,虽注重了学生能力的培养,但在知识传授的系统性和全面性方面会有所减弱。同时,因医学生需要掌握的基础知识与基本理论相对多,而TBL的课时相对有限,课堂中过多关注了学生之间的讨论开展,强化了不同信息的碰撞过程;相对而言,教师传授知识内容的时间减少,影响了学生对一些较难理解的知识的理解深度和广度。因此,只适合部分课程部分学时开展。

（5）TBL教学相应的学生成绩评价体系必须侧重于学习的过程而不是结果

TBL强调对学生学习成绩的形成性评价,强调对学生自主学习、沟通、合作等能力领域的强化,这与传统教学更多地依赖于"终末性评价"有着明显的差别。因此,在进行TBL教学时,对学生学习成绩的评价方法和成绩计算方法与权重等,应该进行相应的改变。如何对这些能力进行客观评价,尚有待进一步完善现有评价体系。

2. 推进有效TBL教学的一些建议

针对教师、学生、学校在适应TBL教学方面的不足,必须采取相应的措施与培训机制,保障TBL教学的最佳效果。

（1）转变教师与学生的观念:教师必须注重转变教学观点和更新教学理念,加强业务学习,加厚专业知识储备,在相关领域的知识学习、单元划分、对学生的学业要求、课堂安排、测试题的准备等多个方面进行充分准备,精心设计并认真实施教学方案;同时学生不仅要认真对待教学改革,认真完成各阶段的任务,更要转变观念并适应新的学习方法。

实施TBL教学模式前,要分别针对教师和学生,进行TBL教学模式有关知识、基本程序与实施步骤的学习动员,使教师与学生都充分了解TBL教学模式的基本步骤、实施方法、注意事项和想所要达到的目的,明确认识到TBL的优势,特别是要求教师和学生要领会到实施TBL的本质,使教师和学生都乐意接受这种教学模式。教学管理部门和教师,在实施TBL前做好周密筹划,制订出与本学科的实际相适合的教学计划并组织有关教师编写合适的教案。

（2）应针对不同的教学内容、学习阶段、学生素质,适当地综合应用和合理选择其他不同的教学模式与方法,扬TBL教学模式之长而避其短。

（3）学校要提供包括人员、资源和设备等方面的足够支持;教学管理部门应根据TBL教学的要求,调整学生成绩的评价方法及其形成性评价与终结性评价的权重,从制度上形成支持。

（4）在充分准备的基础上,一旦实施TBL教学,教师和管理部门就应该按照计划认真实施,同时注意总结经验,及时反馈师生意见并解决所遇到的问题,以使TBL的优势与作用得以充分的发挥。

第四章 TBL 教学的实践范例

本章重点介绍了 TBL 教学创始人 Larry K. Michaelsen 对于大班中的团体教学法(TBL)的总体描述,中山大学医科、四川大学华西医学中心两所院校的相关课程实施 TBL 教学的具体方法和范例,并提出了相应的建议。

第一节 中山大学医科 TBL 案例

一、中山大学 TBL 教学项目立项情况

中山大学启动医教【2010】69 号文以来,借助每一年学校的校级教学改革研究项目申报平台,以项目驱动的方式,在中山医学院、公共卫生学院、口腔医学院、护理学院、附属第一医院、附属第二医院、附属第三医院、眼科医院等多个单位,实施了 TBL 教改实践。各项目的相关情况见下表。项目负责人在项目改革期,按照项目的既定进度,完成了相应的教学案例设计、教案编写、学生个人测试题目、小组测试题目、应用型练习题目等。各个附属医院,尤其是第一临床学院、第二临床学院还以院级立项的形式,推动了在临床课程授课、见习、实习等环节的 TBL 教学改革。

表 4-1 中山大学医科 TBL 教学改革项目

1	TBL 教学模式在解剖教学中的应用	中山医学院
2	TBL 教学方法在生理学教学上的应用	中山医学院
3	TBL 教学模式在内科学理论教学中的应用初探	第二临床学院
4	TBL 在传染病教学中的应用	第三临床学院
5	在眼科学临床见习教学中开设 TBL 课程的探索	眼科医院
6	《医学影像学》课程 TBL 教学模式的探讨	第一临床学院
7	基于 TBL 教学的内科护理学教学改革	护理学院

8	TBL＋LBL双轨教学模式在医科基础化学教学中的应用	药学院
9	TBL教学模式在本科内科见习教学中的应用研究	第一临床学院
10	TBL教学法结合影像诊断思维在医学影像学课程教学中的应用	第二临床学院
11	TBL和PBL教学方法相结合在产科学理论教学中的试运行研究	第三临床学院
12	TBL教学在八年制传染病学临床见习中的应用	第三临床学院
13	构建TBL教学模式　培养医学生沟通与合作能力	中山医学院
14	TBL与CPC相结合在病理学理论课教学中的应用	中山医学院
15	TBL课程在不同学制眼科学临床见习中教学效果的比较	眼科医院
16	多学科交叉渗透的"5＋3"临床医学本科教育阶段人才培养模式的探索与实践——以生物化学TBL教学为例	中山医学院
17	TBL教学在《医学统计学》本科教学实践中的应用与效果评价	公共卫生学院
18	TBL在儿科急性肾小球肾炎教学中的应用	第一临床学院
19	TBL教学模式在眼科视光学课程的应用	眼科医院
20	TBL教学方法在《神经康复学》的应用	第二临床学院
21	TBL教学模式在耳鼻咽喉科临床见习教学中的应用探讨	第二临床学院
22	基于真实病例实战训练的TBL教学在内科实习带教中的应用	第二临床学院
23	基于"TBL教学资源库"的生物化学新型教学模式的构建与应用研究	中山医学院
24	TBL教学方法下《实验生理科学》实验报告设计与个性化批改的实践	中山医学院
25	TBL＋LBL双轨教学模式结合多媒体技术在神经康复学教学中的应用	第二临床学院
26	TBL教学在八年制传染病学教学的应用	第三临床学院
27	TBL教学模式在内科见习教学中的应用研究	第一临床学院
28	TBL在外科"烧伤"与"创伤"教学中的实践	第一临床学院
29	妇产科学TBL教学模式改革初探	第一临床学院
30	小儿中枢神经系统感染TBL教学	第一临床学院
31	团队学习模式（TBL）在耳鼻咽喉科教学中的实践和研究	第一临床学院
32	团队为基、主动为法、任务为标——TBL教学模式在皮肤性病学教学之初探	第一临床学院

续　表

33	急诊医学 TBL 教学模式改革研究	第一临床学院
34	医学影像学 TBL 教学模式的探讨	第一临床学院
35	TBL 教学模式在外科感染病人护理授课中的探讨	第一临床学院
36	应用网络课程辅助 PBL＋TBL 联合教学模式培养医学实习生临床思维和实践能力	第二临床学院
37	麻醉实习中临床情景结合 PBL＋TBL 教学促进学生反思能力和道德情感的研究	第二临床学院
38	通过互动式心血管内科见习教学改革增强学生自主学习能力的初步探讨	第二临床学院
39	诊断学"三步走"教学的探讨	第二临床学院
40	TBL＋LBL 双轨教学模式在神经科见习教学中的应用	第二临床学院
41	TBL 教学法结合影像诊断思维在医学影像学课程中的应用价值探讨	第二临床学院
42	TBL 和 LBL 双轨教学模式结合现代教育技术在诊断学实验课教学中的应用初探	第二临床学院
43	在儿科学临床见习教学中应用 PBL 和 TBL 教学模式的探索	第二临床学院
44	神经科 CBL＋EBM 实习教学模式的探索与实践	第二临床学院
45	LBL＋TBL 教学法在外科见习教学中的应用初探	第二临床学院
46	多媒体技术结合 PBL＋LBL 双轨制教学模式在康复治疗临床实习教学中的应用	第二临床学院

二、中山大学医科 TBL 教学案例实例

为了加强教师实施 TBL 教学的规范性,中山大学医学教学管理部门启动了 TBL 教学的试点,首先在《生理学》课程试点推行 TBL 教学,并利用多种平台,培训教师对 TBL 教学改革的全面认识,规范了 TBL 教学相应的教学病例设计与教案资料、学生个人测试题目、小组测试题目、应用型练习题目等。以下分别是在中山大学中山医学院《生理学》课程、中山大学孙逸仙纪念医院《内科学》课程、中山大学第一临床学院《儿科学》课程、中山大学第三临床学院《内科学》课程、中山大学第一临床学院《内科学》课程之"呼吸病学见习"、"血液病学见习"、"内分泌学见习"、"肾脏病学见习"等的 TBL 教学案例举例。

（一）中山大学中山医学院《生理学》泌尿系统 TBL 教学案例

第一部分:提前一周发给学生预习的教学病例资料

《生理学》泌尿系统 TBL 教学
主讲:王庭槐教授

学习目标:

1. 掌握肾脏泌尿功能的调节机制,包括肾内自身调节和神经体液调节。
2. 掌握血浆清除率、滤过分数的概念及其应用。
3. 理解急性肾衰竭的病因、发展演变及转归的生理变化过程及其临床表现。
4. 了解急性肾衰竭的诊断、重要监护指标和临床治疗原则。
5. 根据病人的病情和经济能力,结合当前技术水平进行个体化治疗。

病例:

患者,林某,男,30 岁,因"车祸致左腿被车轮轧过、出血 2 小时"而急诊入院。

现病史:患者 2 小时前过马路时被左侧闯红灯疾驰而来的摩托车撞倒在地,车轮轧左腿而过,顿时不能站立,左腿剧痛,出血约 500 ml。事故发生后患者神志尚清,呼叫"120"急救,我院急诊科接收入院。

体格检查:T 37 ℃,P 110 次/分,BP 65/40 mmHg,RR 25 次/分。患者神志尚清,表情淡漠,四肢发冷、发绀,有反常活动,腹股沟以下从近端向远端肿胀。其余体检无特殊。

诊疗记录:接诊后立即膀胱导尿 50 ml,留置导尿管;开通静脉通道,补液及输注甘露醇治疗。入院急查血 K^+ 5.4 mmol/L。输液后外周循环改善,血压升至 110/70 mmHg,导尿管无尿液流出。入院 6 小时再查血 K^+ 8.6 mmol/L,立即行截肢手术,术后收入 ICU,各器官持续监护。入院 72 小时,患者排尿总量 250 ml,呈酱油样色,内含肌红蛋白,颗粒和细胞管型。复查血 K^+ 6.7 mmol/L,BUN 17.5 mmol/L,SCr 389 μmol/L,pH 7.19,$PaCO_3$ 30 mmHg,诊断为急性肾衰竭,遂使用连续性肾脏替代治疗。入院 1 周后尿量逐渐增多,第 12 天达 3 000 ml,复查血生化各项均已恢复正常。伤口加强护理,逐渐愈合。

重要指标中英文对照及解释

1. T:体温,P:脉搏,BP:血压,RR:呼吸频率。
2. K^+:血清钾离子浓度(3.5～5.5 mmol/L)。
3. 血肌酐(SCr):男～53～106 μmol/L,女:44～97 μmol/L。
4. 血尿素氮(BUN)正常值一般为:2.9～7.1 mmol/L(8.0～20 mg/L);60 岁

以上血尿素氮正常值为:2.8~7.8 mmol/L(7.8~21.8 mg/L)。

参考资料:

1. 金慧铭,王健枝.病理生理学.北京:人民卫生出版社,第 7 版,2008,P251-257。

2. 陆再英,钟南山.《内科学》,人民卫生出版社,第 7 版,2008,P543-548。

3. Arthur C, Guyton M D. *Textbook of Medical Physiology*, Elsevier Health Sciences,2005,P369-371。

4. 戈德曼,谢弗.《西氏内科学》(*Goldman's Cecil Medicine*,24th ed),北京大学医学出版社,第 24 版,2012。

第二部分:个人测试练习题(课堂开始授课前完成)

《生理学》泌尿系统 TBL 个人测试

主讲:王庭槐教授

姓名　　班级　　分数

1. 两肾血流量约为心输出量的(　　　),GFR 约为肾血浆流量的(　　　),终尿量约为原尿量的(　　　)

A. 20% 50% 10%　　　　　　B. 20% 20% 10%

C. 10% 20% 10%　　　　　　D. 20% 20% 1%

E. 以上都不对

2. 正常尿液中几乎没有蛋白质,原因是 (　　　)

A. 所有血浆蛋白分子均较大,不能通过滤过膜上的孔

B. 滤过膜上有带负电荷的成分,可以排斥血浆蛋白

C. 滤过膜上孔的大小和带负电荷的成分两个因素共同作用

D. 肾小管内皮细胞可将滤过的蛋白质主动重吸收

E. 滤过膜中的内皮细胞层和基底膜层有相同大小的网孔

3. 肾小球的滤过功能依赖于滤过膜两侧的压力差异,其有效滤过压等于

(　　　)

A. 肾小球毛细血管血压—(血浆胶体渗透压—囊内压)

B. 肾小球毛细血管血压+血浆胶体渗透压—囊内压

C. 肾小球毛细血管血压—(血浆胶体渗透压+囊内压)

D. 肾小球毛细血管血压—血浆胶体渗透压—囊内压

E. 肾小球毛细血管压+血浆胶体渗透压+囊内压

4. 肾小管滤液中的水大部分重吸收是在 （ ）

A. 近端小管　　B. 髓袢降支　　C. 髓袢升支　　D. 远端小管　　E. 集合管

5. 下列同 Na^+ 重吸收无关的是 （ ）

A. 血浆中 K^+ 浓度增高　　　　　B. 肾小管 K^+ 分泌增加

C. 肾小管 H^+ 分泌增加　　　　　D. 醛固酮分泌增加

E. 抗利尿激素分泌增加

6. 在近端小管 H^+ 的分泌能促进（　　）的重吸收，且是（　　）被重吸收的

A. 葡萄糖的重吸收，以 Na^+ —葡萄糖同向转运的形式

B. HCO_3^- 的重吸收，以 CO_2 的形式

C. Ca^{2+} 的重吸收，以 Ca^{2+} 的形式

D. HCO_3^- 的重吸收，以 HCO_3^- 的形式

E. NH_3 的排泄，以 NH_4^+ 的形式

7. 正常人摄入 K^+ 多，尿 K^+ 排出也多，其主要原因为 （ ）

A. 肾小球滤过率增加　　　　　B. 近端小管对 K^+ 的重吸收减少

C. 髓袢升支 K^+ 分泌增多　　　　D. 醛固酮分泌减少

E. 远端小管和集合管分泌 K^+ 增多

8. 逆流倍增机制的原动力主要是 （ ）

A. 尿素再循环

B. 髓袢降支主动重吸收 NaCl

C. 髓袢升支粗段主动重吸收 NaCl

D. 远曲小管主动重吸收 NaCl

E. 集合管主动重吸收 NaCl

9. 近髓肾单位的主要功能是 （ ）

A. 重吸收 Na^+ 和 Cl^-　　　　　B. 释放肾素

C. 分泌醛固酮　　　　　　　　D. 释放抗利尿激素

E. 浓缩和稀释尿液

10. 球-管平衡是指肾小管重吸收与肾小球滤过保持等比重吸收，若近端小管的重吸收率降低，则 （ ）

A. 肾血流量增加　　　　　　　B. 囊内压下降

C. 肾小管内压下降　　　　　　D. 肾小球滤过率减小

E. 管周毛细血管血压升高

11. 大量饮用清水能引起尿量增多，这种现象称为（　　），主要是由（　　）引起。

A. 水利尿　ADH 分泌减少　　　B. 渗透性利尿　ADH 分泌增多

C. 尿崩症　ADH分泌减少　　　D. 多尿　ADH分泌减少

E. 尿失禁　ADH分泌增多

12. 家兔静脉内注入20%的葡萄糖5 ml,尿量增加,其原因为　　　　　（　　）

A. 肾小球滤过率增加　　　　　B. 肾小管液溶质浓度增高

C. ADH分泌减少　　　　　　　D. 肾小球有效滤过压增高

13. 肾素由下列哪种细胞分泌的? 肾素分泌增加时,可引起（　　）升高?

A. 入球小A球旁细胞　红细胞比容

B. 入球小A球旁细胞　细胞外液量

C. 肾血管内皮细胞　红细胞比容

D. 集合管上皮细胞　细胞外液量

E. 肾小球系膜细胞　血浆胶体渗透压

14. 下列哪项生物活性物质不是肾脏分泌的　　　　　　　　　　（　　）

A. 促红细胞生成素(EPO)　　　B. 羟化维生素D_3

C. 前列腺素　　　　　　　　　D. 抗利尿激素

E. 肾素

15. 肾灌注压降低时,血管紧张素Ⅱ在肾内通过下列哪项作用保持肾小球滤过压恒定?　　　　　　　　　　　　　　　　　　　　　　　　　　（　　）

A. 使入球小动脉收缩　　　　　B. 使入球小动脉扩张

C. 使出球小动脉收缩　　　　　D. 使出球小动脉扩张

E. 使出、入球小动脉均扩张

16. 前列腺素是一类具有20个碳原子的多不饱和脂酸衍生物,其对肾脏的作用　　　　　　　　　　　　　　　　　　　　　　　　　　　　　　（　　）

A. 收缩肾血管,使肾血流量增加

B. 收缩肾血管,使肾血流量减少

C. 舒张肾血管,使肾血流量增加

D. 舒张肾血管,使肾血流量减少

E. 不起任何作用

17. 滤过分数是一个可以用来评估肾小球滤过功能的指标,它是指　（　　）

A. 肾小球滤过率/肾血浆流量　B. 肾血浆流量/肾血流量

C. 肾血流量/肾血浆流量　　　　D. 肾小球滤过率/肾血流量

E. 肾血流量/心输出量

18. 应用下列（　　）能够准确测出肾小球滤过率? 其值为（　　　）

A. 果糖　125 ml/min　　　　　B. 对氨基马尿酸　585 ml/min

C. 菊粉　125 ml/min　　　　　D. 尿素　312 ml/min

E. 肌酐　125 ml/min

19. 盆神经受损时,排尿功能障碍的表现是　　　　　　　　　　　　　　（　　）

A. 尿频　　　　B. 多尿　　　　C. 少尿　　　　D. 尿失禁　　　E. 尿潴留

20. 阴部神经兴奋时　　　　　　　　　　　　　　　　　　　　　　　　（　　）

A. 尿道内括约肌收缩　　　　　　　　B. 尿道内括约肌松弛

C. 尿道外括约肌收缩　　　　　　　　D. 尿道外括约肌松弛

E. 逼尿肌收缩

第三部分:小组练习测试题

《生理学》泌尿系统 TBL 小组练习

主讲:王庭槐教授

班级　　　组号　　　分数

1. 事故发生后,急救人员进行膀胱导尿仅导出 50 ml,该尿量按患者上次排尿时间估计是减少的。此时引起患者尿量减少的主要原因是　　　　　　　　（　　）

A. 血浆胶体渗透压升高　　　　　　　B. 滤过膜面积减少

C. 肾小球血浆流量明显下降　　　　　D. 肾小球血浆流量明显上升

E. 滤过膜通透性下降

2. 事故发生早期机体启动一系列神经-体液调节机制,以求维持血压稳定,其中抗利尿激素分泌增多,引起其增多的主要因素是　　　　　　　　　　　（　　）

A. 血浆晶体渗透压增高　　　　　　　B. 动脉血压下降

C. 循环血量减少　　　　　　　　　　D. 血浆胶体渗透压增高

E. 心房钠尿肽分泌增多

3. 引起林某肾素分泌增加的因素不包括　　　　　　　　　　　　　　　（　　）

A. 动脉压降低　　　　　　　　　　　B. 肾小球滤过葡萄糖增多

C. 流过致密斑的 NaCl 量减少　　　　D. 循环血量减少

E. 肾交感神经活动增强

4. 肾血流量与全身血液循环相配合主要靠什么来调节?　　　　　　　　（　　）

A. 自身调节　　　　　　　　　　　　B. 器官血流量调节

C. 神经体液调节　　　　　　　　　　D. 负反馈调节

E. 以上都不是

5. 事故发生后,有关林某体内的神经体液调节因素的变化,以下几项中错误的是　　　　　　　　　　　　　　　　　　　　　　　　　　　　　　（　　）

A. 抗利尿激素分泌增加　　　　　　　B. 肾素分泌增加

C. 心房钠尿肽分泌增加   D. 交感神经兴奋

E. 醛固酮分泌增加

6. 接到患者后立即进行静脉补液,首先会输注生理盐水扩容,补充足量的生理盐水可以引起肾小球滤过率增加,是因为其使   (   )

A. 肾小球毛细血管压增高   B. 囊内压下降

C. 血浆胶体渗透压增高   D. 肾血浆流量增多

E. 囊内液胶体渗透压下降

7. 调控醛固酮的合成与分泌,下列因子中最不重要的是   (   )

A. 肾素   B. 血管紧张素 II

C. 促肾上腺皮质激素 ACTH   D. 血 K^+ 浓度

E. 血 Na^+ 浓度

8. 下列哪项可直接促进远端小管和集合管对 Na^+ 和 Cl^- 的重吸收?   (   )

A. 血管紧张素 II   B. ADH

C. 心房钠尿肽   D. 醛固酮

E. 肾上腺素

9. 事故发生后数天内,下列哪项与肾脏功能状态无明显关系?   (   )

A. 血钾水平   B. 血浆尿素氮 BUN 水平

C. 血肌酐 SCr 水平   D. 尿量

E. 血压

10. 如经治疗病情好转,则下列哪种情况是该患者肾功能开始恢复的标志?

                                                 (   )

A. 血肌酐正常   B. 进行性尿量增多

C. 水肿消失   D. 血钾降至正常

E. 尿比重上升

第四部分:应用性练习题

《生理学》泌尿系统 TBL 应用性练习

主讲:王庭槐教授

班级   组别   分数

1. 事故发生后,已充分扩容,但患者尿量仍减少,体内毒素堆积,BUN 17.5 mmol/L,SCr 389 μmol/L,K^+ 6.7 mmol/L,上级医生嘱咐应尽快促进排尿。假如你是管床医生,使用以下哪些治疗方案为宜?   (   )

A. 静脉注射大量去甲肾上腺素

B. 静脉注射甘露醇

C. 静脉注射高渗葡萄糖溶液

D. 静脉输入适量生理盐水

E. 使用呋塞米(袢利尿剂)利尿

2. 假如你是实习医生,跟随上级医生接"120"急诊出车抢救患者,上级医生提醒你要密切留意,该患者很可能出现急性肾衰竭。患者哪些临床表现可以帮你尽早判断其急性肾衰竭? （　　）

A. 表情淡漠　　　　　　　　　　　　B. 少尿

C. pH 7.19　　　　　　　　　　　　D. PaCO$_3$ 30 mmHg

E. 血 K$^+$ 5.4 mmol/L

3. 事故发生早期,经静脉补液和甘露醇治疗后,患者外周循环改善,血压升至110/70 mmHg,但仍无尿,应当警惕 （　　）

A. 补液量不足

B. 急性肾小管坏死

C. 下尿道梗阻

D. 慢性肾衰竭

E. 心功能不全

4. 患者的病情可能是瞬息万变的,正确判断患者病情所处阶段及主要影响因素,对于选择正确治疗措施具有重要意义。有关患者的肾功能,下列哪些判断是正确的? （　　）

A. 事故发生后早期为肾前性急性肾衰竭

B. 容量复苏后转为肾性急性肾衰竭

C. 使用连续性肾替代治疗后转化为肾后性急性肾衰竭

D. 若持续无尿,最终将演变为慢性肾衰竭

E. 除了泌尿功能,肾脏其他功能也将受损

5. 假设你是住院医生,事故当天刚好轮到你值夜班。值班时对该患者,你最要警惕的是 （　　）

A. 水中毒

B. 代谢性酸中毒

C. 高钾血症

D. 氮质血症

E. 少尿

6. 急性肾衰竭少尿期透析的指征为 （　　）

A. 血肌酐每日升高＞176.8 μmol/L

B. 血尿素氮每日升高＞8.9 mmol/L

C. 血钾每日升高＞0.5 mmol/L

D. 无尿两天以上

E. 酸中毒,二氧化碳结合力＜13 mmol/L,pH＜7.25

7. 根据患者的病情,经济能力和治疗意愿选择合适的处理措施,尽力挽救患者现有器官功能是医生的职责。本例患者父母及妻子在事故当天迅速赶到,该患者是独生子,已婚未育,家属要求医生无论如何要抢救患者,经济能力无需担心。你作为主管医生,考虑到患者的远期生存质量及家属的期望,欲为患者制订一套治疗方案以利于患者的康复和抚慰家属,以下措施中你会选择(可多选)　　　(　　)

A. 进一步检查,行全身 CT 和 MRI 扫描,以发现可能存在的车祸损伤,避免漏诊

B. 请康复科会诊,为患者制作义肢

C. 要求患者近亲家属与患者配型,以做好肾移植的准备

D. 联系器官移植中心为患者寻找合适肾源,一旦出现肾衰竭则进行肾移植

E. 请辅助生殖中心会诊,取患者精子,为其妻行人工授精手术,以防患者突然死亡而未留下孩子

(二)中山大学中山医学院《生理学》血液循环系统 TBL 教学案例

第一部分:提前一周发给学生预习的教学病例资料

《生理学》血液循环系统 TBL 教学

主讲:王庭槐教授

学习目标:

1. 掌握心肌细胞特性、动作电位及其形成机制。

2. 掌握心肌兴奋-收缩耦联机制与心脏的泵血机制。

3. 理解心脏泵血功能的评价。

4. 理解影响心输出量的因素。

5. 理解心血管系统的神经调节及体液调节。

6. 熟悉心电图波形的形成机制及意义。

7. 熟悉血管的分类,各自的生理特征及血流动力学相关内容。

8. 了解心衰的定义和发病机制。

9. 了解相关心脏疾病如冠心病、心肌梗死的病因、发病机制、临床表现、诊断和治疗原则等。

10. 培养综合政治、经济、文化等各方面因素制订心力衰竭诊治策略的思路。

Case Description：

Huang, 66 years-old female, came to the clinic complaining about dyspnea and chest pain for 5 years and worsening for 1 month. The patient was diagnosed as "hypertension" six years ago and the BP level could reach to 180/110mmHg, complicated with paroxysmal dizziness, chest pain and palpitation, could relieve spontanously, thus no treatment is conducted. 5 years ago for the first time the patient presented a suddent, colic, obtuse, press pain on the low part of the sternum, radiated to the left shoulder, lasted for about half minute, and remitted after rest. She consulted the local hospital and was diagnosed as "angina pectoris" and was treated with nitroglycerin (dosage unknown) which responsed effectively. Since then the patient started to take "β-blocker" on a regular base for the hypertension. The patient herself considered the BP level being controlled well, but didn't monitor the BP on a regular base. Daily activity is limited, dyspnea. Chest pain sometimes present after housework or 30 minutes' walk, and can be relieved after rest. The symptom kept worsening and half year ago the patient presented a typical paroxysmal nocturnal dyspnea, relieved after taking sitting position. One month ago, without obvious inducing factor, the patient presented suddent, severe, post-sternum supression pain, lasted for more than 10 minutes and couldn't relieved after taking nitroglycerin. Having been diagnosed as "coronary heart disease" at the local hospital, she was sent to our hospital two days ago for further treatment. The patient is forced to take sitting position. She has mild dyspnea at rest which is worsen after activity and agitation. The patient is conscious, cooperate for the physical examination with normal urination and defecation as well as normal appetite.

病例描述：

　　主诉：反复胸闷、胸痛 5 年余，加重一月余。

　　现病史：患者黄某，女，66 岁，5 年前曾于活动后突发胸骨中下段压榨性疼痛，向左肩部放射，持续约半分钟，休息后缓解，于当地医院诊断为"心绞痛"，服用硝酸甘油治疗（剂量不详），且规律服用"倍他洛克"（剂量不详）治疗高血压，自述效果良好，未行血压监测。日常活动轻度受限。家务劳动及工作后偶现胸闷、胸痛、呼吸困难等症状，休息后可自行缓解，之后逐渐加重，小于日常活动的活动强度（如散步 30 分钟或从事家务劳动），即可诱发上述症状。曾于半年前夜间睡觉期间自觉呼吸困难惊醒，取端坐体位休息后缓解。一个月前无明显诱因再次出现胸骨后压榨性疼痛,持续约数十分钟,且服用硝酸甘油后无法缓解,送至当地医院诊断为"冠心病";两日后送至我院作进一步治疗。患者被取端坐体位,休息状态下有轻度的气喘,呼吸困难,并于活动后或情绪激动时加重。患者神志清醒,精神可,大小便正常,食欲佳。

体格检查:血压 110/60 mmHg,心前区未见抬举性心尖搏动,未触及震颤,心界明显左移扩大,可闻及肺动脉瓣区第二心音亢进及舒张期奔马律,呼吸变快变浅,双下肺叩诊浊音,双下肺可闻及湿性啰音。

辅助检查:生化检查示血肌酐:156 μmol/L,血钾:7.5 mmol/L,心肌酶学检查示 CK 1 822 U/L、CK-MB 186 IU/L、LDH 680 IU/L。ECG 如下图所示:

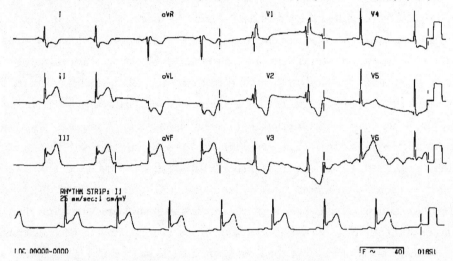

心电图描述:下壁导联(Ⅱ,Ⅲ,aVF)ST 段抬高,相应的前壁导联(1,AVL,V2-V4)ST 段压低。诊断为急性下壁心梗

实验室检查指标及其正常值范围:

血肌酐(Serum Creatinine,SCr)	男性	53~106 μmol/L
	女性	44~97 μmol/L
血钾(K^+)		3.5~5.0 mmol/L
肌酸激酶(Creatine Kinase,CK)	男性	38~174 U/L
	女性	26~140 U/L
肌酸激酶同工酶(Creatine Kinase-MB, CK-MB)		0~23 U/L
乳酸脱氢酶(Lactic Dehydrogenase,LDH)		104~245 U/L

参考资料:

(1) 金慧铭,王健枝.《病理生理学》,人民卫生出版社,第 7 版,P199。

(2) 陆再英,钟南山.《内科学》,人民卫生出版,第 7 版,P165、P219。

(3) 吴在德,吴肇汉.《外科学》,人民卫生出版社,第 7 版。

(4) 陈文彬,潘祥林.《诊断学》,人民卫生出版社,第 7 版。

(5) 杨世杰.《药理学》,人民卫生出版社,第 1 版,P105、P238、P313、P371。

(6) 朱大年,王庭槐.《生理学》,第 8 版,人民卫生出版社,2013。

(7) Criteria for the diagnosis of myocardial infarction in 2012.

(8) Ganong's Review of Medical Physiology,24th ed,Mcgraw-Hill,2012.

(9) Kruse JM,Enghard P,Schröder T,et al,Weakdiagnostic performance of troponin, creatine kinase and creatine kinase-MB to diagnose or exclude myocardial infarction after successful resuscitation, Int JCardiol. 2014 Feb 28. pii: S0167 - 5273(14)00388 - X.

第二部分:个人测试练习题(课堂开始授课前完成)

《生理学》血液循环系统 TBL 个人测试

主讲:王庭槐教授

姓名　　班级　　分数

单项选择题(每一道题下面有 A、B、C、D、E 五个备选答案,从备选答案中选择一个最佳答案,共 20 题)

1. 心房心室有序的节律性收缩舒张有赖于心肌细胞的生理特性,心肌细胞的生理特性不包括　　　　　　　　　　　　　　　　　　　　　　　　　( )

A. 兴奋性　　　B. 传导性　　　C. 收缩性　　　D. 自律性　　　E. 调节性

2. 当心肌细胞兴奋时,产生一个可以扩播的电位变化,称为动作电位。以下关于心肌细胞动作电位的说法错误的是　　　　　　　　　　　　　　　( )

A. 0 期去极化可被河豚毒阻断

B. 1 期短暂的复极化主要与快钠通道的失活与 K^+ 的外流有关

C. 钙通道阻滞剂可缩短心肌细胞的不应期

D. 3 期 K^+ 外流是负反馈的过程,直至复极完成

E. 静息状态下细胞膜外 Na^+ 顺浓度梯度少量内流导致心室肌细胞静息电位实际数值低于钾平衡电位

3. 心肌细胞具有对刺激产生兴奋的能力或特性称为兴奋性,心肌兴奋性的周期性变化不包括　　　　　　　　　　　　　　　　　　　　　　　　( )

A. 绝对不应期　　　　　　　B. 有效不应期

C. 快速复极期　　　　　　　D. 相对不应期

E. 超常期

4. 平均动脉压是 （ ）

A. 收缩压—舒张压　　　　B. 收缩压+脉压/3

C.（收缩压+舒张压）/2　　D. 舒张压+脉压/3

E. 收缩压+脉压/2

5. 关于心脏后负荷,下列叙述中不正确的是 （ ）

A. 又称压力负荷

B. 决定心肌收缩的初长度

C. 指心脏收缩时所遇到的负荷

D. 肺动脉高压可导致右室后负荷增加

E. 高血压可导致左室后负荷增加

6. 以下哪项不属于心室肌细胞动作电位? （ ）

A. 0 期　　　　　　　　　B. 1 期快速复极期

C. 2 期平台期　　　　　　D. 3 期快速复极末期

E. 4 期自动除极

7. 心肌细胞的兴奋—收缩耦联有它自己的特点,以下关于心肌收缩的说法错误的是 （ ）

A. 心肌收缩依赖细胞外 Ca^{2+} 的浓度

B. 心肌细胞内线粒体丰富,可大量合成 ATP,保证了持续终生的心脏搏动的需要

C. 心肌收缩为"全或无"式收缩

D. 心肌收缩强度可改变

E. 心肌通过完全强直收缩,使心脏能够有效的充盈和射血

8. 心动周期中,占时间最长的是 （ ）

A. 心房收缩期　　　　　　B. 等容收缩期

C. 等容舒张期　　　　　　D. 射血期

E. 充盈期

9. 在一次心动周期中,左心室压力升高速度最快的是 （ ）

A. 心房收缩期　　　　　　B. 等容收缩期

C. 快速射血期　　　　　　D. 快速充盈期

E. 等容舒张期

10. 心肌细胞有效不应期的长短主要决定于 （ ）

A. 0 期去极化的速度　　　B. 去极化峰值的大小

C. 平台期的长短　　　　　D. 静息电位水平

E. 阈电位的水平

11. 射血分数是指 （　　）

A. 每搏心输出量/心室舒张末期容积

B. 心输出量/体表面积

C. 心室收缩末期容积/心室舒张末期容积

D. 心输出量/心室舒张末期容积

E. 心室舒张末期容积/体表面积

12. 左心室做功大于右心室的主要原因是 （　　）

A. 每搏输出量不同

B. 体循环和肺循环的循环路径长度不同

C. 主动脉和肺动脉平均压不同

D. 左心室和右心室舒张末期压力不同

E. 左心室和右心室舒张末期容积不同

13. 心肌细胞分为快反应细胞和慢反应细胞的主要依据是 （　　）

A. 静息电位的水平　　　　　B. 0 期去极化的速率

C. 平台期的长短　　　　　　D. 超射值的大小

E. 动作电位时程长短

14. 心室肌细胞动作电位平台期的形成是由于 （　　）

A. Na^+ 内流,Cl^- 外流　　　　B. Na^+ 内流,K^+ 外流

C. Ca^{2+} 内流,K^+ 外流　　　　D. K^+ 内流,Ca^{2+} 外流

E. Na^+ 内流,Ca^{2+} 外流

15. 心室肌细胞 0 期去极化时开放的快钠通道的特征不包括 （　　）

A. 激活速度非常快　　　　　B. 失活速度比较慢

C. 存在再生性循环　　　　　D. 可被河豚毒阻断

E. 去极化到一定程度即失活

16. 容量血管是指 （　　）

A. 主动脉、肺动脉主干等　　　B. 中动脉

C. 小、微动脉　　　　　　　　D. 毛细血管

E. 静脉

17. Frank-Starling 定律是指,在一定范围内 （　　）

A. 心室舒张末期容积与心肌初长度呈正比

B. 心室舒张末期压力与心肌初长度呈正比

C. 心室收缩末期容积与心肌初长度呈正比

D. 心肌收缩力与心肌初长度呈正比

E. 心肌收缩力与心室收缩末期容积呈正比

18. Na^+-K^+泵工作时,转运 Na^+ 和 K^+ 的比例是 （　　）

A. 1：2　　　B. 3：2　　　C. 2：3　　　D. 2：1　　　E. 3：1

19. 中心静脉压通常指右心房和胸腔内大静脉的血压,下面关于中心静脉压的叙述哪项不正确 （　　）

A. 中心静脉压升高时,外周静脉压也随之升高

B. 可用来监控输液的速度和总量

C. 可以反映右室舒张末期压力

D. 左室射血功能降低时此值降低

E. 右室不能将回心血量充分排出时此值增高

20. 关于心电图,以下哪项说法是正确的?　（　　）

A. P波反映的是左右心房复极化的过程

B. QRS波群反映心室肌兴奋至复极的全过程。

C. QRS波群反映心室肌收缩与舒张全过程。

D. 宽大高耸的 T 波反映房室传导阻滞。

E. PR 间期的产生与房室延搁有关。

第三部分:小组练习题

《生理学》血液循环系统 TBL 小组练习

主讲:王庭槐教授

班级　　组号　　分数

单项选择题(每一道题下面有 A、B、C、D、E 五个备选答案,从备选答案中选择一个最佳答案,共 10 题)

1. 血流动力学是指血液在心血管系统中流动的力学,它既有一般流体力学的共性,又有其自身的特点,心力衰竭最特征性的血流动力学变化是 （　　）

A. 肺动脉循环充血

B. 动脉血压下降

C. 心输出量下降

D. 毛细血管前阻力增大

E. 体循环静脉淤血

2. 心衰时,心肌收缩性减弱,导致心脏的泵血功能无法满足机体的需要,请问下列哪项不是导致心脏收缩力下降的原因之一 （　　）

A. 心脏因冠心病、休克、贫血等各种原因导致心肌供血不足

B. 心脏由于心肌梗死、心肌缺氧导致细胞坏死,收缩蛋白数目下降

C. 肌浆网 Ca^{2+} 摄取能力下降,胞浆中 Ca^{2+} 的浓度难以达到收缩阈值

D. 心肌钠-钙交换体功能障碍,钙离子内流减少,与肌钙蛋白结合不足

E. 肌钙蛋白活性下降,使心肌兴奋-收缩耦联环节出现障碍

3. 下列哪项因素与心肌兴奋-收缩耦联障碍无关 （　　）

A. 肌钙蛋白活性下降

B. 肌球蛋白 ATP 酶活性下降

C. 肌浆网 Ca^{2+} 释放能力降低

D. 肌浆网 Ca^{2+} 储存量下降

E. 细胞外液 K^+ 浓度增高

4. 在心衰时,机体通过一系列的调节来进行代偿维持机体的平衡,请问下列哪项不是有意义的代偿反应? （　　）

A. 心率加快

B. 心肌向心性肥大

C. 肌源性扩张

D. 红细胞增多

E. 血流重分布

5. 请问下列哪种情况可引起右室容量负荷增大 （　　）

A. 肺动脉高压

B. 肺动脉栓塞

C. 室间隔缺损

D. 心肌炎

E. 肺动脉瓣狭窄

6. 病人生化检查提示高钾血症,以下哪项说法是正确的 （　　）

A. 心肌收缩性增强

B. 快反应自律细胞 4 期自动去极化加快

C. 由于心肌细胞静息电位绝对值变小,传导性加快

D. 急性重高钾血症患者,心肌兴奋性降低

E. 3 期复极时间延长

7. 心室肌细胞动作电位与骨骼肌细胞动作电位的主要区别是 （　　）

A. 形成去极相的离子流不同

B. 静息电位水平不同

C. 形成复极相的离子流不同

D. 超射值不同

E. 阈电位不同

8. 关于心脏泵血功能,以下哪项是正确的 （　　）

A. 心输出量与心率呈正相关

B. 急性左心衰时,左室舒张末压力下降

C. 左心室从充盈期转入收缩期时,主动脉血流量立即开始上升

D. 第二心音标志心室从射血期转入等容舒张期

E. 肺动脉高压可引起右室收缩期缩短

9. 压力感受性反射的生理意义在于 （　　）

A. 减慢心率

B. 增加冠脉流量

C. 降低平均动脉压

D. 重新分配各器官血流量

E. 稳定快速波动的血压

10. 关于心肌兴奋性,以下说法正确的是 （　　）

A. 当膜内电位复极化恢复至−57 mV 时,给予足够强的刺激,亦不能引起局部去极化与播散性兴奋

B. 当膜内电位恢复至−70 mV 时,给予高于阈值的刺激,可引起扩布性兴奋

C. 当膜内电位恢复至−85 mV 时,给予于正常阈值的刺激,无法引起扩布性兴奋

D. 当膜内电位恢复至−70 mV 时,给予刺激引起的动作电位时程与正常动作电位相同

E. 当膜内电位恢复至−55 mV 时受至异常刺激可引发期前收缩

第四部分:应用性练习题

《生理学》血液循环系统 TBL 应用性练习

主讲:王庭槐教授

姓名　　班级　　分数

不定项选择题(每一道题下面有 A、B、C、D、E 五个备选答案,从备选答案中选择一个或一个以上的最佳答案,共 9 题)

1. 患者有多年的高血压病史,一月前心梗后血压降至 110/60 mmHg,并出现呼吸困难等症状,以下说法哪项是错误的? （　　）

A. 肌浆网对 Ca^{2+} 摄取障碍,导致患者心肌收缩力减弱,血压下降

B. 心梗致心肌细胞数目减少,收缩相关蛋白破坏,心脏收缩力下降,血压降低

C. 左心室等容收缩期心室压力曲线斜率增大

D. 心脏射血分数下降,左室舒张末容积下降

E. 呼吸困难等症状与左心射血能力受损有关

2. 若测得患者血钾浓度为 7.5 mmol/L,以下说法错误的是　　　　　　　(　　)

A. 心肌细胞静息电位上升,兴奋性增高

B. 心肌对 K^+ 的通透性增高,心肌自律性增强

C. 心肌细胞静息电位上升,传导性降低

D. 心肌收缩性增强

E. 给患者予以心电图检查,可见 PR 间期延长

3. 若入院第 2 天心电监护示 PR 间期>0.22 s(正常值为 0.12~0.20 s),可见宽大畸形 QRS 波群,前无 P 波,后现窦性停搏,以下哪项说法是错误的?　(　　)

A. 判断此患者无房室传导阻滞

B. 若畸形 QRS 波群确定为室性早搏所致,则前后两个窦性 P 波的间距无明显规律

C. 窦性停搏后,潜在起搏点可马上恢复其自律性

D. 窦性停搏后,将出现室性逸搏心律

E. 代偿间歇出现的原因窦房结的正常兴奋落在异位搏动的有效不应期内

4. 若为此患者作一条左心室功能曲线,与正常人比较,该曲线可能会有何变化?　　　　　　　　　　　　　　　　　　　　　　　　　　　　　　　(　　)

A. 右下偏移　　B. 左上偏移　　C. 向左平移　　D. 向上移位　　E. 不变

5. 此患者发生呼吸困难的主要机制是　　　　　　　　　　　　　　　(　　)

A. 心脏缺血缺氧

B. 低血压

C. 肺瘀血、肺水肿

D. 体循环瘀血,回心血量减少

E. 以上都不是

6. 该患者初期出现心衰症状时,采取端坐体位,症状可有所缓解,主要原因是

　　　　　　　　　　　　　　　　　　　　　　　　　　　　　　　(　　)

A. 端坐时每搏搏出量增加

B. 端坐时回心血量增加

C. 端坐时左室舒张末容积增大,肺瘀血减轻

D. 端坐时回心血量减少

E. 端坐时交感神经兴奋

7. 入院后患者行心脏彩色超声,提示患者左室舒张末容积增大,以下说法哪项是错误的?　　　　　　　　　　　　　　　　　　　　　　　　　　(　　)

A. 心脏收缩力增强

B. 心脏搏动前负荷减少

C. 左心舒张末压力减少

D. 心脏收缩力减弱

E. 心脏每搏输出量增加

8. 若你是接诊的住院医师,你认为下列的诊疗计划哪项是合理的?(答案可选一个或多个) （　　）

A. 立即使用尿激酶(UK)150 万 U～200 万 U 于 30 分钟内静脉滴注

B. 从小剂量开始使用美托洛尔 12.5 mg/d,逐渐增加剂量并长期维持

C. 使用地高辛 0.25 mg/qd

D. 立即予以吸氧治疗

E. 立即予以吗啡 5 mg 静脉注射

F. 卡托普利 12.5 mg/bid

9. 目前患者提出由于家庭经济负担日渐加重,要求院方对其进行"安乐死",作为其主治医生,你应该怎么做? （　　）

A. 请心理科医生会诊

B. 完善相关检查,加强对症治疗,减轻痛苦

C. 邀请患者加入心衰新药的临床试验

D. 加强临终关怀

E. 征询家属意见,所有家属均同意时考虑病人"安乐死"

(三)中山大学孙逸仙纪念医院《内科学》风湿关节炎 TBL 教学案例

第一部分:提前一周发给学生的教学病例资料

《内科学》类风湿关节炎 TBL 教学

主讲:戴冽教授

学习目标:

1. 掌握 RA 的基本理论和基本知识。

2. 能独立进行系统有序的问诊、完成病史采集。

3. 能以规范化手法进行系统、全面、重点、有序的体格检查。

4. 掌握诊断、鉴别诊断和治疗原则等。

病例:

病史:患者,女,62 岁,多关节肿痛 1 年,累及双手 MCP、PIP、DIP 关节,晨僵

30 分钟,无口干、眼干、皮疹、雷诺现象等,无肝炎、结核等病史,家族史无特殊。

体检:双手多个 PIP、MCP 压痛、肿胀,压痛关节数 16 个,肿胀关节数 15 个(见下图所示);双手 DIP 可见 Heberden 结节,各关节活动度正常,类风湿结节(一),余系统(一)。

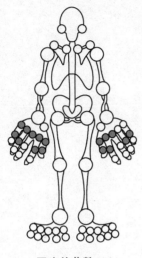

压痛关节数:16

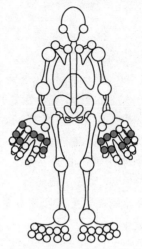

肿胀关节数:15

重要指标中英文对照及解释

MCP:掌指关节;PIP:近端指间关节;DIP:远端指间关节

参考资料:

1. 类风湿关节炎网络课程(网址:http://elearning. sysu. edu. cn,课程编号:B54000113X1)。

2.《内科学》,人民卫生出版社,第 8 版,2013,P808－814。

3. 中华医学会风湿病学分会,类风湿关节炎诊断及治疗指南,中华风湿病学杂志,2010,14(4):265－270。

4. Smolen J S,Landewé R,Breedveld F C,et al,EULAR recommendations for the management of rheumatoid arthritis with synthetic and biological disease-modifying antirheumatic drugs:2013 update. Ann Rheum Dis,2014,73 (3):492－450.

5. 马剑达,郑东辉,朱浪静,等,病情活动性评分在类风湿关节炎患者治疗中的应用,中华关节外科杂志(电子版),2014,8(1):109－112。

第二部分:个人测试练习题(课堂开始授课前完成)

《内科学》类风湿关节炎 TBL 个人测试

主讲:戴冽教授

姓名　　班级　　分数

选择题(选择一项最佳答案)

1. 关于类风湿关节炎,以下哪项不正确　　　　　　　　　　(　)

A. 是一种累及外周关节为主的多系统性、炎症性自身免疫病

B. 基本病理改变是软骨变性,可导致关节畸形

C. 是造成我国人群劳动力丧失和致残的主要病因之一

D. 女性患者约 3 倍于男性

E. 80% 发病于 35～50 岁

2. 类风湿关节炎关节肿痛最常出现在下列哪个关节　　　　(　)

A. 膝关节　　　　　　　　　B. 踝关节

C. 肘关节　　　　　　　　　D. 肩关节

E. 近端指间关节

3. 关于类风湿关节炎关节受累特点,以下哪项不正确　　　(　)

A. 累及滑膜关节　　　　　　B. 对称性、游走性大关节受累

C. 关节肿痛　　　　　　　　D. 晨僵

E. 常累及腕关节

4. 下列哪项肺部病变最不常见于类风湿关节炎患者　　　　(　)

A. 胸膜炎　　　　　　　　　B. 肺间质纤维化

C. 肺类风湿结节　　　　　　D. 肺动脉高压

E. 肺不张

5. 下列哪项指标最不可能提示类风湿关节炎病情活动　　　(　)

A. 晨僵＞60 min　　　　　　B. 血小板 $650×10^9$/L

C. C 反应蛋白 20 mg/L　　　D. RF 原液阳性

E. 关节肿痛

6. 下列哪项自身抗体诊断类风湿关节炎特异性最高　　　　(　)

A. 抗 CCP 抗体　　　　　　 B. 抗 Sm 抗体

C. 抗 SSA 抗体　　　　　　 D. RF

E. ANA

7. 下列哪项不属于1987年美国风湿病学会制定的类风湿关节炎分类标准
( )

A. 晨僵至少1小时,病程至少6周

B. 皮下结节

C. 对称性关节肿至少6周

D. X线片显示踝关节骨侵蚀或骨质疏松

E. 血清RF含量增高

8. 对于活动性类风湿关节炎患者,首选的改善病情抗风湿药(DMARD)是
( )

A. 来氟米特   B. 柳氮磺吡啶

C. 甲氨蝶呤   D. 雷公藤

E. 羟氯喹

9. 关于类风湿关节炎的治疗原则,以下哪项不正确   ( )

A. 早期积极治疗,尽可能达到临床缓解的目标

B. 个体化治疗

C. 改善病情抗风湿药(DMARD)联合糖皮质激素0.5 mg/(kg·d)长期应用

D. 甲氨蝶呤(MTX)疗效不好或有预后差的因素时及早使用生物制剂,如TNFα抑制剂

E. 长期缓解者可逐渐减药或停药

10. 关于类风湿关节炎的治疗,以下哪项不正确   ( )

A. 关节炎明显或急性发作期可应用激素

B. 有系统症状的类风湿关节炎泼尼松每日用量为30~40 mg

C. DMARD药物治疗类风湿关节炎应早期联合应用

D. 肿瘤坏死因子拮抗剂宜与MTX联合应用治疗类风湿关节炎

E. 关节肿痛明显时宜多种NSAID药物联合应用

第三部分:小组练习测试题

《内科学》类风湿关节炎TBL小组练习

主讲:戴冽教授

姓名   组号   分数

选择题(选择一项最佳答案)

(刮开涂刮卡上相应位置的锡条,若见到☆号,则表示选择正确,否则为错误。
若刮开1次即答对,得5分;刮开2次答对,得3分;刮开3次答对,得2分;刮

开 4 次答对,得 1 分;全刮开,则不能得分。)

1. 女性,23 岁,四肢关节肿痛 3 月余,尤以双手腕关节、掌指关节、近端指间关节肿痛明显,如考虑为类风湿关节炎,应做以下哪项检查排除可致关节肿痛的其他结缔组织疾病 （　　）

A. ESR,C 反应蛋白　　　　　B. 双手影像学检查

C. 抗核抗体谱检查　　　　　D. 类风湿因子

E. 抗 CCP 抗体

2. RA 患者病程 2 年内出现骨破坏的发生率为 （　　）

A. 90% 以上　　　　　　　B. 60%～70%

C. 30%～40%　　　　　　　D. 10%～20%

E. 1%～5%

3. 以下哪种药物属于生物制剂 （　　）

A. Methotrexate　　　　　B. Sulfasalazine

C. Aspirin　　　　　　　　D. Ibuprofen

E. Infliximab

4. 抗 CCP 抗体诊断 RA 的特异性为 （　　）

A. 97%～99%　　　　　　B. 80%～85%

C. 70%～75%　　　　　　D. 60%～65%

E. 40%～50%

(第 5～7 题共用题干)

55 岁,女性,双手不能握拳伴腕关节痛 10 年余,体检示"纽扣花"样畸形,查血 WBC $12×10^9$/L,血小板 $430×10^9$/L,血红蛋白 89 g/L,ESR 80 mm/h,RF 556 IU/ml。临床诊断类风湿关节炎。

5. 当此例患者出现气促时,临床上首先考虑 （　　）

A. 低蛋白血症　　　　　　B. 贫血加重

C. 合并肺炎　　　　　　　D. 肺间质性病变

E. 心肌炎

6. 临床上所指"纽扣花"样畸形,主要是指哪个关节发生过度伸展畸形 （　　）

A. 腕关节　　　　　　　　B. 手掌指关节

C. 手近端指间关节　　　　D. 手远端指间关节

E. 颈椎

7. 此例患者的血象表现,主要考虑 （　　）

A. 关节痛导致患者进食减少

B. 感染

C. 关节炎活动

D. 血液浓缩

E. 检查误差

（第8～9题共用题干）

女,40岁,反复手关节痛1年,曾诊断为类风湿关节炎,间断使用理疗和非甾体抗炎药,症状有缓解。近月来低热,关节痛加重。肘后出现多个皮下结节,检查ESR 40 mm/h,胸片正常。

8. 如考虑为类风湿关节炎活动,对疾病活动诊断最有意义的检查是　　（　　）

A. 关节影像学　　　　　　　　B. 血小板数量

C. 补体　　　　　　　　　　　D. C反应蛋白

E. 类风湿因子滴度

9. 此例患者首选的治疗方案是　　　　　　　　　　　　　　　　（　　）

A. 糖皮质激素＋布洛芬

B. MTX＋来氟米特＋糖皮质激素

C. MTX＋青霉素＋布洛芬

D. MTX＋糖皮质激素＋布洛芬

E. 维持原治疗方案

10. 女性,52岁,患类风湿关节炎已12年。双膝关节强直,不能屈曲,四肢肌肉萎缩,行走困难,平素多坐轮椅或卧床;四肢关节无肿胀,个别关节有疼痛;ESR 10 mm/h,血尿常规均正常。该病人首选的治疗措施是　　（　　）

A. 疼痛时服非甾体抗炎药

B. 外科治疗,如关节置换等手术治疗

C. 糖皮质激素

D. MTX＋雷公藤多苷片

E. MTX＋羟氯喹＋柳氮磺吡啶

第四部分:应用性练习题

《内科学》类风湿关节炎TBL应用性练习

主讲:戴冽教授

姓名　　班级　　分数

选择题(请选择你认为的最佳答案)

1. 根据目前提供的病史和体征,你认为本例患者诊断应如何考虑?　　（　　）

A. 类风湿关节炎

B. 手指骨关节炎

C. 其他结缔组织病如 SLE、干燥综合征的骨关节表现

D. 肿瘤的骨关节表现

E. 以上都有可能

2. 若本例患者考虑类风湿关节炎,你认为以下哪项检查对确诊最有价值?（　　）

A. RF、抗 CCP 抗体　　　　　　B. ESR、C 反应蛋白

C. 双手正位片检查　　　　　　D. 双手 MRI 检查

E. 双手 B 超检查

实验室检查

PLT(10^9/ml)	347	尿常规	(—)
肝肾功能	(—)	IgG、A、M	(—)
ESR(mm/h)	60	CRP(mg/L)	36
RF(U/mL)	<20	抗 CCP 抗体(RU/mL)	<5
ANA	(—)	抗 ENA	(—)

双手 X 线示:双手骨质疏松,近、远端指间关节面硬化、增生,关节周围软组织肿胀。

3. 根据 1987 年美国风湿病学院制定的类风湿关节炎(RA)的分类标准,本例患者能诊断类风湿关节炎吗? （　　）

A. 能　　　　　　　　　　　B. 不能

4. 你认为以下哪项检查对早期诊断 RA 最有价值? （　　）

A. 类风湿因子　　　　　　　B. 抗 CCP 抗体

C. 双手 MRI 检查　　　　　　D. 双手 B 超检查

E. 双手 X 线检查

本例患者根据 1987 年美国风湿病学院制定的类风湿关节炎(RA)的分类标准,只符合 3 条标准,不能确诊 RA。行双手 MRI 检查提示双手多个 PIP 关节滑膜炎及小囊状骨侵蚀,根据 2010 年 ACR/EULAR 类风湿关节炎分类标准,最终诊断为 RA。

5. 若本例患者出现发热,体温最高 38℃,查血 WBC $11×10^9$/L,作为医生,你认为最应该做什么? （　　）

A. 血细菌培养,血真菌培养　　B. PPD 皮试

C. 胸片　　　　　　　　　　D. 胸部 CT 检查

E. 仔细询问病史

6. 若此例 RA 患者,病程 10 余年,长期使用糖皮质激素＋免疫抑制剂治疗,目

前出现发热,体温最高 38.5℃,查血 WBC $15×10^9/L$,那么,你又认为最应该做什么? （　　）

  A. 血细菌培养,血真菌培养　　B. PPD 皮试

  C. 胸片　　　　　　　　　　　D. 胸部 CT 检查

  E. 仔细询问病史

7. 若本例患者出现气促,你认为最应该行以下哪项检查? （　　）

  A. 监测血氧,行动脉血气分析

  B. 肺功能检查＋弥散功能检查

  C. 胸片

  D. 胸部 CT 检查

  E. 心脏彩超＋测肺动脉压力

8. 作为医生,你为患者制订治疗方案时应重点关注 （　　）

  A. 患者的经济能力,能否坚持长期治疗

  B. 每天服药次数过多,使患者不能坚持规范服药

  C. 患者的药物过敏史

  D. 患者是否合并乙肝或丙肝、结核病、消化道溃疡等

  E. 患者的病情活动度及严重程度,预后不良因素

患者与医生对关节炎病情的总体评分均为 8 cm,28 关节疾病活动度评分(DAS28)为 6.70,简化疾病活动度指标(SDAI)为 $16＋15＋3.6＋8＋8＝50.6$,提示患者病情处于高度活动,并且患者存在类风湿结节、影像学显示有骨侵蚀。

9. 若患者每月可用于治疗的费用最多为 1 000 元(包含定期抽血复查的费用),相关检查排除肝炎、结核感染,既往无胃病史,治疗选择何种方案:

药物参考价格如下:甲氨蝶呤 0.2 元/2.5 mg,TNF－α 抑制剂益赛普 418.4 元/12.5 mg,强的松 0.05 元/5 mg,来氟米特 6.07 元/10 mg,雷公藤多苷 0.27 元/20 mg,羟氯喹 2.75 元/0.1 g,柳氮磺吡啶 0.38 元/0.25 g （　　）

  A. 甲氨蝶呤 10～20 mg/周＋TNF－α 抑制剂益赛普 50 mg/周＋强的松10 mg/天

  B. 甲氨蝶呤 10～20 mg/周＋来氟米特 20 mg/天＋强的松 10 mg/天

  C. 甲氨蝶呤 10～20 mg/周＋雷公藤多甙 20 mg/tid＋强的松 10 mg/天

  D. 甲氨蝶呤 10～20 mg/周＋羟氯喹 0.2 bid＋柳氮磺吡啶 0.5 tid＋强的松 10 mg/天

10. 本例患者疾病活动度评分提示病情高度活动,若既往有消化道溃疡出血的病史,作为医生,你选择以下哪种方案控制关节肿痛("治标"治疗)? （　　）

  A. 布洛芬(芬必得)

  B. 塞来昔布(西乐葆)

C. 布洛芬(芬必得)＋奥美拉唑

D. 塞来昔布(西乐葆)＋奥美拉唑

E. 强的松

11. 若本例患者平素独居、文盲,偶有近期记忆力下降,作为医生,你认为以下哪种药物最不适合处方给该患者? （   ）

A. 甲氨蝶呤   B. 来氟米特

C. 雷公藤   D. 柳氮磺吡啶

E. 生物制剂,如依那西普或英夫利昔单抗

（四）中山大学第三临床学院《内科学》内分泌系统糖尿病 TBL 教学案例

第一部分:提前一周发给学生预习的教学病例资料

《内科学》内分泌系统糖尿病 TBL 教学
主讲:穆攀伟副教授

学习目标:

1. 掌握糖尿病的诊断标准及分型。

2. 掌握 1 型糖尿病与 2 型糖尿病的鉴别要点。

3. 掌握糖尿病的急性及慢性(大血管性、微血管性)并发症的类型。

4. 熟悉糖尿病的口服药物种类、作用机制、不良反应。

5. 熟悉胰岛素的种类、剂型。

6. 能够根据患者的病情和经济能力,结合目前的医疗技术水平制订出个体化治疗方案。

病例描述:

患者男性,56 岁,因"反复口干、多饮、多尿 10 年,右足溃烂伴发热 2 个月"入院

现病史:患者于 10 年前因"口干、多饮、多尿、消瘦"在当地医院查空腹血糖 15.9 mmol/L,诊断为"糖尿病",服用"消渴丸、格列奇特、二甲双胍"等治疗,服药不规则,未监测血糖。2 月前右足底刺伤,2 日后出现右足肿胀发红,并伴有畏寒、发热,体温最高达 39.5 ℃,在当地医院给予静脉抗炎治疗及足部清创等处理后体温反复,足底溃疡一直未能愈合。起病以来患者无双下肢麻木、疼痛、间歇性跛行,无视力下降、偏瘫、失语、胸痛,胃纳尚可,无恶心、呕吐。10 年来体重下降近 10 kg。否认高血压、心脏病史,无手术史。嗜烟 20 余年,1 包/天,已戒烟 5 年;无饮酒。已婚,育 2 子,妻子和儿子体健。父亲及一兄长有糖尿病病史。

体格检查:T 38. 5 ℃,P 110 bpm,BP 130/80 mmHg,R 20 次/分,Ht 167 cm,

Wt 70 kg 烦躁神志稍模糊,查体尚合作,全身皮肤干燥,眼眶稍凹陷,心肺腹未查及异常,右下肢呈轻微凹陷性水肿,右足背发红,足底可见一个直径约 3 cm 较深溃疡,表面被覆大量脓性分泌物,可闻及明显臭味,双侧足背动脉及胫后动脉搏动尚可,足部压力觉及振动觉明显减退。

实验室检查:血 Rt　WBC 14.9×10^9/L,RBC 5.1×10^{12}/L,HGB 128 g/L,
PLT 150×10^9/L　尿 Rt　Glu(++)　Ket(++)　Pro(-)
血生化　Na 136 mmol/L　K　3.4 mmol/L　CO$_2$　12 mmol/L
BUN 18.7 mmol/L　Cr　130 μmol/L　UA　455 μmol/L
GLU 21.7 mmol/L　ALT　38 u/L　　ALB 31 g/L
HbA1C:14.3%

学习文献:

(1) 葛均波,徐永健,《内科学》,人民卫生出版社,第 8 版,2013,p733-756。

(2) 陈家伦,《临床内分泌学》,上海科学技术出版社,2011,p1107-1111,1139-1145。

第二部分:个人练习自测题(课堂授课前完成)

《内科学》内分泌系统糖尿病 **TBL** 个人测试
主讲:穆攀伟副教授
姓名　班级　分数

1. 该患者的糖尿病分型是　　　　　　　　　　　　　　　　　　( )

A. 1 型糖尿病

B. 2 型糖尿病

C. 成人隐匿性自身免疫性糖尿病

D. 特殊类型糖尿病

E. 继发性糖尿病

2. 以下证据不支持 2 型糖尿病的有　　　　　　　　　　　　　　( )

A. 患者年龄偏大

B. 父亲及一兄长有糖尿病史

C. 发病时体重偏胖

D. 出现酮症酸中毒

E. 血糖长期控制不良

3. 格列齐特属于哪一类型口服降糖药　　　　　　　　　　　　　( )

A. 磺脲类

B. 双胍类

C. α-糖苷酶抑制剂类

D. 噻唑烷二酮类

E. DPP－IV抑制剂类

4. HbA1C反映的是多长时间的血糖控制 （ ）

A. 2～3天　　B. 2～3周　　C. 2～3个月　D. 2～3季度　E. 2～3年

5. 下列哪个指标可以反映患者2～3周的血糖控制 （ ）

A. 糖化血清白蛋白

B. 糖化血红蛋白

C. 微量血糖

D. 血浆葡萄糖

E. OGTT

6. 患者足底可见较深溃疡,表面被覆大量脓性分泌物,并可闻及明显臭味,应该警惕以下哪种感染 （ ）

A. G+球菌　　B. G-球菌　　C. 真菌　　　D. 厌氧菌　　E. 病毒

7. 患者出现CO_2降低,目前考虑可能性最大的原因是 （ ）

A. 糖尿病酮症酸中毒

B. 糖尿病乳酸性酸中毒

C. 糖尿病并肾功能不全

D. 糖尿病并高尿酸血症

E. 肾小管性酸中毒

8. 患者目前应该采用的降糖药物是 （ ）

A. 磺脲类

B. 双胍类

C. α-糖苷酶抑制剂类

D. 噻唑烷二酮类

E. 胰岛素

9. 患者目前最紧急的治疗措施是 （ ）

A. 补液　　　B. 胰岛素　　C. 补碱　　　D. 补钾　　　　E. 补白蛋白

10. 此时患者的胰岛素使用剂量为 （ ）

A. 0.01 U/kg体重　　　　　　B. 0.02 U/kg体重

C. 0.1 U/kg体重　　　　　　D. 0.2 U/kg体重补钾

E. 1 U/kg体重

第三部分:小组练习题

《内科学》内分泌病见习 TBL 教学小组练习

主讲:穆攀伟副教授

姓名　　组号　　分数

1. 肾糖阈是　　　　　　　　　　　　　　　　　　　　　　（　　）
A. 60 mg/dl　　B. 120 mg/dl　C. 180 mg/dl　D. 240 mg/dl　E. 300 mg/dl

2. 该患者出现 Cr 升高,最可能的原因是　　　　　　　　　（　　）
A. 糖尿病肾病　　　　　　　B. 急性肾小球肾炎
C. 慢性肾小球肾炎　　　　　D. 肾小管酸中毒
E. 血容量不足

3. 要评估患者的糖尿病足属于 Wagner 分级哪一期,应该行的检查是（　　）
A. 足部 X 光片　　　　　　　B. 足部血管彩超
C. 足部血管造影　　　　　　D. 下肢动脉彩超
E. 下肢静脉彩超

4. 为患者进行以下哪项检查可以了解胰岛素释放的第一时相　（　　）
A. 空腹和餐后 2 小时胰岛素水平
B. 空腹和餐后 2 小时 C 肽水平
C. 精氨酸刺激试验
D. 高糖钳夹试验
E. 胰高血糖素刺激试验

5. 消渴丸属于哪一类型口服降糖药?　　　　　　　　　　　（　　）
A. 磺脲类　　　　　　　　　B. 双胍类
C. α-糖苷酶抑制剂类　　　　D. 噻唑烷二酮类
E. DPP-IV 抑制剂类

6. 患者目前最主要的矛盾是　　　　　　　　　　　　　　　（　　）
A. 酮症酸中毒导致机体严重脱水
B. 低蛋白血症引起有效血容量不足
C. 感染导致败血症
D. 肾功能不全
E. 血糖控制很不理想

7. 针对该患者目前的情况,最紧要的治疗措施是 （ ）

A. 强化血糖控制

B. 大量补碱尽快纠正酸中毒

C. 输注白蛋白以纠正低蛋白血症

D. 抗感染治疗糖尿病足

E. 大量补液纠正酮症酸中毒

8. 患者在治疗过程中最可能出现的情况是 （ ）

A. 低钾血症 B. 脑水肿

C. 急性心力衰竭 D. 急性肾衰竭

E. 高血糖高渗状态

9. 患者接受治疗数日后出现视力较前明显下降,原因是 （ ）

A. 胰岛素治疗后引起屈光改变

B. 血糖快速下降导致视网膜出血

C. 感染控制不佳引起葡萄膜炎

D. 原有白内障加重

E. 原有青光眼

10. 患者在治疗数日后出现的视力下降,应该采取的措施是 （ ）

A. 更换抗生素 B. 改变降糖方案

C. 无需特殊处理 D. 尽快积极脱水

E. 尽快眼科手术

11. 患者经过治疗后,Cr 恢复正常,但由于患者入院时有 Cr 增高,需谨慎评估是否糖尿病肾病,结合目前情况选择哪种检查比较合适 （ ）

A. 肾脏穿刺 B. 多次尿常规

C. 多次血 Cr 和 BUN D. 24 小时尿微量白蛋白

E. 血浆白蛋白

第四部分:应用性练习题

《内科学》内分泌病 TBL 应用性练习

主讲:穆攀伟副教授

姓名 班级 分数

1. 患者入院后经过 3 小时的补液 4 000 ml,复查血 Cr,恢复正常,但护士报告患者入院至今还是"无尿",作为主管医生,你首先应该做的是 （ ）

A. 考虑是补液不足,加快补液速度

B. 考虑存在肾脏病变,请肾内科急会诊

C. 考虑自然病情如此,无需特殊处理

D. 考虑可能前列腺增生,嘱护士插尿管

E. 床边查体检患者,特别是腹部叩诊

2. 治疗中大量补液并给患者输入 5‰碳酸氢钠 250 ml,结果患者神志先由模糊变清晰,但很快又转为模糊,应该考虑的可能是 （ ）

A. 补碱不当,产生脑水肿

B. 补液过快,产生脑水肿

C. 补碱不够,产生脑水肿

D. 补液不足,产生脑水肿

E. 突发脑血管意外

3. 治疗中患者心率先逐渐下降,后又逐渐增快,作为主管医生,你考虑可能性最大的是 （ ）

A. 补液不足导致血容量不足

B. 补液过多导致急性左心衰竭

C. 没有及时补钾导致低钾血症

D. 感染尚未控制,心率随体温变化,正常现象

E. 患者神志逐渐清晰,由于烦躁导致心率增快,正常现象

4. 经过整个下午的抢救,患者病情逐渐稳定,你是当天值夜班的医生,最需要警惕的是 （ ）

A. 低血糖

B. 急性左心衰竭

C. 脑水肿

D. 急性肾衰竭

E. 败血症

5. 经过正确积极的治疗,患者酮症酸中毒治愈,足部情况有改善,分泌物减少。影像学检查提示"骨髓炎",作为主管医生,应该做的处理是 （ ）

A. 病情逐渐好转,治疗有效,继续原方案治疗

B. 加强抗感染和换药,积极治疗骨髓炎

C. 请外科会诊,手术治疗

D. 请外科/介入科会诊,进行血管重建

E. 请感染科会诊,指导抗生素使用

（五）中山大学第三临床学院《内科学》内分泌系统甲亢 TBL 教学案例

第一部分:提前一周发给学生预习的教学病例资料

《内科学》内分泌系统甲亢 TBL 教学

主讲:穆攀伟副教授

姓名　　组号　　分数

学习目标:

1. 掌握甲亢的病因、临床表现和辅助检查

2. 熟悉甲亢的诊断

3. 了解甲亢的护理措施

病例描述:

患者,女性,26 岁,未婚,因"易饥,多食,消瘦伴怕热多汗 1 年"来诊。近 1 年来患者无明显诱因出现易饥,多食,由原来的半碗～1 碗/餐增加至 2～4 碗/餐,体重减轻近 5 kg。常有怕热多汗,偶有心悸易怒。近 1 年来大便次数增多,由 1 次/天,增加到 2～3 次/天,无明显稀烂便。否认结核、肝炎等传染病病史,无吸烟饮酒史。母亲和一个姐姐有甲亢病史。父亲体健。

体格检查:T 37.4 ℃,P 136 bpm,Bp 110/60 mmHg,R 22 次/分,Ht 152 cm,Wt 42 kg。急性面容,全身皮肤温暖湿润。双眼突出 14 mm,瞬目减少。甲状腺Ⅱ肿大,质软,未闻及血管杂音,未触及包块。双肺未查及异常,HR 136 次/分,心律齐,未闻及病理性杂音。腹部未查及异常。双手平举细震颤。

辅助检查:生化:空腹血糖 4.3 mmol/L,餐后 2 h 血糖 7.3 mmol/L。甲功:T3/T4/FT3 /FT4 明显增高,TSH0.001 mIU/L 明显下降。

参考资料:

1. 葛均波、徐永健主编,《内科学》,人民卫生出版社,第 8 版,p685－p692

2. 陈家伦主编,《临床内分泌学》,上海科学技术出版社,p337－p359

3. 王庭槐主编,《生理学》,高等教育出版社,第 2 版

第二部分:个人测试练习题(课堂开始授课前完成)

《内科学》内分泌系统甲亢 TBL 个人测试

主讲:穆攀伟副教授

姓名　　班级　　分数

单项选择题(请选择一个最佳答案)

1. 仅根据患者的甲状腺功能结果(T3/T4/FT3 /FT4 明显增高,TSH0.001

mIU/L 明显下降），以下哪个诊断可以确定？ （　　）

 A. 甲状腺功能亢进症   B. 甲状腺毒症

 C. Graves 病   D. 弥漫性毒性甲状腺肿

 E. 甲状腺炎

2. 以下哪个抗体是甲亢的致病性抗体？ （　　）

 A. TSAb   B. TSBAb   C. TgAb   D. TPOAb   E. TBII

3. 以下哪个抗体会导致甲状腺细胞萎缩，甲状腺激素产生减少？ （　　）

 A. TSAb   B. TSBAb   C. TgAb   D. TPOAb   E. TBII

4. 甲亢通常不会出现下列哪个症状？ （　　）

 A. 容易激动   B. 烦躁失眠

 C. 腹泻   D. 月经稀少

 E. 周期性麻痹

5. 有下列症状或体征可以考虑存在浸润性突眼？ （　　）

 A. 突眼度 20 mm   B. 眼裂增宽

 C. 瞬目减少   D. 内聚不良

 E. 双眼畏光

6. 甲亢的黏液性水肿多见于什么部位？ （　　）

 A. 足背   B. 胫骨前下 1/3

 C. 胫骨前中 1/3   D. 胫骨前上 1/3

 E. 腓骨

7. 有下列征象中的哪一项要警惕甲状腺危象？ （　　）

 A. 激动   B. 大便次数增多

 C. 高热   D. 食欲亢进

 E. 周期性麻痹

8. 下列哪个指标是反映甲状腺功能最敏感的指标？ （　　）

 A. TT3   B. TT4   C. FT3   D. FT4   E. TSH

9. 下列哪个指标是不存在的？ （　　）

 A. TT3   B. TT4   C. rT3   D. rT4   E. TSH

10. 下列那个疾病可以表现为 FT3 /FT4 增高，TSH 下降，摄碘率减低？

                 （　　）

 A. Graves 病   B. 亚急性甲状腺炎

 C. 自主高功能腺瘤   D. 桥本甲亢

 E. 垂体 TSH 腺瘤

11. 如果该患者既往有哮喘病史，下列哪个药物可以在治疗甲亢时考虑使用？

                 （　　）

A. 美托洛尔　　　　　　　B. 普萘洛尔

C. 碘剂　　　　　　　　　D. 氢化可的松

E. 鲨肝醇

第三部分:小组练习题

《内科学》内分泌系统甲亢 TBL 小组练习
主讲:穆攀伟副教授
班级　　组号　　分数

单项选择题(选择一个最佳答案)

1. 作为主管医生,你仔细地对患者的甲状腺进行听诊,请问甲状腺杂音有什么特点?　　　　　　　　　　　　　　　　　　　　　　　　　　( )

A. 头偏向对侧,杂音声音增大

B. 头偏向同侧,杂音声音增大

C. 举头,杂音声音增大

D. 低头,杂音声音增大

E. 做 Vasaval 动作,杂音声音增大

2. 上级医生查房觉得客观依据还不足以诊断甲亢,请问那么下列哪些检查可以最好地协助鉴别诊断甲亢?　　　　　　　　　　　　　　　　　( )

A. 测 TRH　　　　　　　　B. 甲状腺摄碘率

C. 甲状腺彩超　　　　　　D. 测定 TPOAb

E. 测定 TGAb

3. 下列哪个疾病属于甲状腺毒症,但不属于甲亢?　　　　　　( )

A. 外源甲状腺激素替代

B. 垂体 TSH 腺瘤

C. 弥漫性毒性甲状腺肿

D. 甲状腺自主高功能腺瘤

E. 多结节毒性甲状腺肿

4. Grave's 病的主要特征是血清中存在甲状腺细胞什么受体的自身抗体?

( )

A. 过氧化物酶　　　　　　B. 甲状腺球蛋白

C. 甲状腺激素结合蛋白　　D. TRH

E. TSH

5. 患者的年青未婚女性,非常关注自己眼部的情况,请问作为医生,为了了解患者是否存在 Grave's 眼病,以下项目是你需要重点检查的? ( )

A. 眼裂是否增宽   B. 瞬目是否减少

C. 眼睑是否挛缩   D. 是否存在近视

E. 辐辏反射是否异常

6. 甲亢患者常常存在脉压增大,体检时以下哪个体征可以查及? ( )

A. 水冲脉   B. Granam-stell 杂音

C. Austin-Flint 杂音   D. Horner 征

E. 深大呼吸

7. 甲亢患者脉压差增大,经常可以听到以下何种声音? ( )

A. 二尖瓣舒张期杂音

B. 枪击音

C. 心前区喀喇音

D. 在二尖瓣区听到收缩期,并向左肩胛下角处传导

E. 胸骨左缘第 3、4 肋间收缩期杂音

8. 手术前给予碘剂的机制是什么? ( )

A. Wolff-Chaikoff 效应

B. Doppler 效应

C. 首过效应

D. 碘阻断的逃逸现象

E. 适应现象

9. 患者服药一段时间后,复查血常规,白细胞总数由治疗前的 $3.5 \times 10^9/L$ 降至 $2.5 \times 10^9/L$;中性粒细胞由 $2.0 \times 10^9/L$ 降至 $1.2 \times 10^9/L$,请问应该如何处理?

( )

A. 立即停用抗甲亢药物

B. 减量抗甲亢药物

C. 加用升白细胞药物

D. 减量抗甲亢药物,同时加用升白细胞药物

E. 换用另外一种抗甲亢药物,同时加用升白细胞药物

10. 下列哪个因素对甲亢的缓解有利? ( )

A. 女性   B. TRAb 高水平

C. 甲状腺血流丰富   D. 吸烟

E. 甲状腺肿大比较明显

第四部分:应用性练习题

《内科学》内分泌系统甲亢 TBL 应用性练习

主讲:穆攀伟副教授

班级　　组别　　分数

单项选择题(请选择一个最佳答案)

1. 患者曾经服用中药夏枯草治疗,自觉颈部肿大变小,症状明显好转,但上级医生查房建议患者不应该服用夏枯草,请问主要原因何在?　　　　　　　　(　　)

A. 中草药成分不明,危险大

B. 没有夏枯草治疗甲亢的循证医学证据

C. 夏枯草含碘很高

D. 中草药制剂不纯,危险大

E. 中草药可能含有重金属,应避免使用

2. 上级医生查房时,叮嘱患者勿进食高糖食品,特别是在睡前,请问是为什么?　　　　　　　　　　　　　　　　　　　　　　　　　　　　　(　　)

A. 避免发展成糖尿病

B. 避免延长甲亢的治疗时间

C. 避免发生低血钾性肌无力

D. 避免发生甲亢突眼

E. 避免诱发甲状腺危象

3. 上级医生查房时,叮嘱患者避免高钠饮食,特别是在睡前,请问是为什么?

(　　)

A. 避免发展成高血压

B. 避免延长甲亢的治疗时间

C. 避免发生低血钾性肌无力

D. 避免发生眼部水肿

E. 避免诱发甲状腺危象

4. 患者自觉颈部肿大比较明显,且打算最近结婚,没有避孕打算;请问用以下何种治疗比较好?　　　　　　　　　　　　　　　　　　　　　　　(　　)

A. 口服药物治疗后,一旦有手术时机尽快手术

B. 口服药物治疗后,一旦有同位素治疗时机尽快同位素治疗

C. 立即手术治疗

D. 立即同位素治疗

E. 口服药物治疗

5. 患者甲亢入院,后因天气变化,出现发热,体温达 39 ℃,上级医生嘱咐要密切观察病情,请问最主要是警惕什么? （ ）

A. 肺炎　　　　　　　　　B. 甲状腺危象

C. 败血症　　　　　　　　D. 心功能衰竭

E. 心率失常

6. 患者甲亢入院,因天气变化,出现发热,体温达 39 ℃,哪种退热方式应谨慎使用? （ ）

A. 冰敷　　　　　　　　　B. 地塞米松

C. 复方对乙酰氨基酚片　　D. 氯丙嗪

E. 酒精擦浴

7. 患者不幸发生甲状腺危象,请问第一步治疗措施是什么? （ ）

A. 碘剂　　　　　　　　　B. 甲巯咪唑

C. 丙硫氧嘧啶　　　　　　D. 氢化可的松

E. 普萘洛尔

8. 患者在甲亢治疗过程中无计划的妊娠,目前为妊娠 7 周,此时如何处理?

（ ）

A. 用丙硫氧嘧啶治疗

B. 用甲巯咪唑治疗

C. 用碘剂治疗

D. 加用左甲状腺素

E. 加用糖皮质激素

9. 患者在妊娠期甲亢治疗,应该重点监测哪个指标? （ ）

A. TT3　　　B. TT4　　　C. FT3　　　D. FT4　　　E. TSH

10. 患者顺利分泌后需要继续治疗甲亢,请问在哺乳期应该如何治疗?

（ ）

A. 用丙硫氧嘧啶治疗　　　　B. 用甲巯咪唑治疗

C. 争取条件手术　　　　　　D. 尽快行同位素治疗

E. 加用左甲状腺素

11. 患者对甲亢是否会遗传给下一代或导致下一代也患甲亢忧心忡忡,请问作为主管医生的你如何处理比较恰当?（大家讨论,多选,不预设答案!） （ ）

A. 告知患者:甲亢不是遗传病,不会遗传也不会导致下一代甲亢

B. 告知患者:甲亢不是遗传病,不会遗传给下一代,但是也不能保证下一代不发生甲亢

C. 建议患者检查 TRAb,告知患者:如果 TRAb 高,则下一代发生甲亢的可能也比较高;如果 TRAb 低,则下一代发生甲亢的可能也比较低。

D. 告知患者:目前没有有效手段预防甲亢,建议不用特别关注。

E. 告知患者:甲亢难以预防,但治疗效果好,不要特别担心!

(六)中山大学第一临床学院《儿科学》急性肾小球肾炎 TBL 教学案例

第一部分:提前一周发给学生预习的教学资料

《儿科学》急性肾小球肾炎 TBL 教学

主讲:蒋小云教授

学习目标:

1. 熟悉急性肾炎的病因;重点是要了解溶血性链球菌感染与急性肾小球肾炎的关系。

2. 理解急性链球菌感染后肾炎发病机理及与临床表现的关系。

3. 掌握急性链球菌感染后肾炎的病理改变(光镜、电镜、免疫荧光)。

4. 掌握急性链球菌感染后肾炎的一般症状、严重症状和不典型的临床表现。

5. 了解急性链球菌感染后肾炎的诊断要点及主要鉴别诊断。

6. 掌握急性链球菌感染后肾炎的一般处理和严重症状的处理,重点在高血压脑病。

7. 根据患儿的病情,判断预后及指导预防。

病例:

病史:患儿,男,7 岁,2 周前有发热、咽痛。1 周前出现眼睑水肿,尿少,呈茶色。1 天前水肿渐累及双下肢,伴尿量明显减少,共约 20 ml。2 小时前诉头痛、呕吐 2 次胃内容物,继而出现神志不清、全身抽搐。

体检:T 37 ℃,P 100 次/分,R 28 次/分,BP 138/99 mmHg,Wt 21 kg。神志模糊,对答不清,颜面及双下肢水肿,无指压痕,咽充血,颈有抵抗,双肺呼吸音清,未闻干湿啰音,HR 102 次/分,律整,心音有力,无杂音,肝脾未及。四肢肌张力增高,膝反射亢进,克氏征(±),希氏征(+),尿常规:蛋白(++),RBC 4+/hp,WBC 6~10/hp。

重要指标中英文对照及解释

1. 急性肾小球肾炎(AGN)

2. 急性链球菌感染后肾小球肾炎(APSGN)

3. 抗链球菌溶血素(ASO)

4. 抗脱氧核糖核酸酶 B(anti-DNAase-B)

5. 抗透明质酸酶(HAase)

参考资料：

1. 王卫平，《儿科学》，人民卫生出版社，第 8 版，2013，P323-327。

2. 胡亚美，江载芳，《诸福棠实用儿科学》，人民卫生出版社，第 7 版，2008，P1633-1638。

3. 黄绍良，陈述枚，何政贤，《小儿内科学》，人民卫生出版社，2004，P583-585。

第二部分：个人测试练习题(课堂开始授课前完成)

《儿科学》急性肾小球肾炎 TBL 个人测试

主讲：蒋小云教授

姓名　　班级　　分数

1. 预防儿童急性肾炎的根本措施是 　　　　　　　　　　　　　　　　　(　)

A. 防治感染　　　　　　　　　　B. 多饮水

C. ACEI　　　　　　　　　　　　D. 保肾

E. 加强营养,增强体质

2. 导致儿童急性感染后肾小球肾炎的最常见病原体是 　　　　　　　　(　)

A. 伤寒杆菌　　　　　　　　　　B. A 组 β 溶血性链球菌

C. EBV　　　　　　　　　　　　D. CMV

E. 表皮葡萄球菌

3. 急性链球菌感染后肾小球肾炎的典型病理改变是 　　　　　　　　　(　)

A. 毛细血管外增生　　　　　　　B. 毛细血管内增生

C. 膜增生　　　　　　　　　　　D. 系膜增生

E. 膜性

4. 急性链球菌感染后肾小球肾炎的最主要的发病机制是 　　　　　　　(　)

A. 细胞因子异常　　　　　　　　B. 自身抗体致病

C. 抗肾抗体致病　　　　　　　　D. 细胞免疫异常

E. 免疫复合物致病

5. 不属于急性链球菌感染后肾炎重型表现的是 　　　　　　　　　　　(　)

A. 大量蛋白尿　　　　　　　　　B. 严重循环充血

C. 急性肾衰竭　　　　　　　　　D. 高血压脑病

E. 以上均不是

6. 急性链球菌感染后肾炎,下列各项不属于链球菌感染证据的是　　(　　)

A. ASO 增高　　　　　　　　　B. 抗透明质酸酶增高

C. 抗胆碱酯酶增高　　　　　　D. 抗脱氧核糖核酸酶增高

E. 以上均不是

7. 关于急性肾炎贫血的描述,错误的是　　　　　　　　　　　　(　　)

A. 主要是血液稀释所致　　　　B. 主因 EPO 分泌减少所致

C. 一般为贫血　　　　　　　　D. 一般不需输血治疗

E. 一般不需 EPO 治疗

8. 急性链球菌感染后肾炎,其补体恢复的时间是　　　　　　　　(　　)

A. 1～2 周　　　　　　　　　　B. 大于 4 个月

C. 3～5 周　　　　　　　　　　D. 2～3 周

E. 6～8 周

9. 急性肾小球肾炎治疗正确的是　　　　　　　　　　　　　　　(　　)

A. 卧床休息 8 周　　　　　　　B. 血压正常后上学

C. 应用青霉素 10 ～14 天　　　D. 无盐饮食至尿蛋白消失

E. 肾功能正常后可上学

10. 当急性肾小球肾炎出现高血压脑病时,首选的降压药为　　　(　　)

A. 缓慢静脉滴注硝普钠　　　　B. 甲基多巴口服

C. 双氢克尿噻静脉滴注　　　　D. 美托洛尔口服

E. ACEI 口服

11. 急性肾小球肾炎并发严重循环充血和肺水肿时,不当的处理是　(　　)

A. 烦躁不安时可给哌替啶或吗啡

B. 可静脉注射作用强而迅速的利尿剂

C. 积极使用洋地黄制剂,加强心肌收缩力

D. 严格限制水、钠摄入

E. 血管扩张药

12. 急性肾炎在早期突然发生惊厥,可能性最大的是　　　　　　　(　　)

A. 高热惊厥　　　　　　　　　B. 低钠血症

C. 低钙惊厥　　　　　　　　　D. 高血压脑病

E. 脑血栓

13. 急性链球菌感染后肾炎典型的临床表现是　　　　　　　　　(　　)

A. 高血压、血尿、无尿

B. 少尿、水肿、高血压

C. 水肿、少尿、高血压、血尿

D. 蛋白尿、高血压、少尿

E. 蛋白尿、血尿、少尿

14. 关于急性肾炎的预后,错误的是 （ ）

A. 一般预后好 B. 可死于急性肾衰竭

C. 病情缓解后不需随访 D. 可发展为慢性肾炎

E. 可发展为迁延性肾炎

15. 急性肾炎合并急性肾功能不全时的临床表现 （ ）

A. 肉眼血尿 B. 高钾血症

C. 代谢性酸中毒 D. 严重少尿或无尿

E. 氮质血症

16. 急性肾炎患儿给无盐或低盐饮食一直到 （ ）

A. 水肿消退,血压正常 B. 血气分析、补体浓度正常

C. 尿常规正常 D. 肉眼血尿消失

E. 血沉正常

17. 急性肾炎恢复上学的指标是 （ ）

A. 尿蛋白消失 B. 镜下血尿消失

C. 血沉正常 D. ADDIS 计数正常

E. 血压正常

18. 急性肾炎诊断依据中,错误的是 （ ）

A. 病前 1～3 周有前驱感染史

B. 有水肿、少尿、血尿、高血压

C. 尿常规有血尿、尿蛋白、管型尿

D. ASO 不升高可诊断

E. 血补体下降

19. 急性肾炎引起水肿的主要机制是 （ ）

A. 大量蛋白尿引起低蛋白血症

B. 高血压引起的心力衰竭

C. 醛固酮增多引起水钠潴留

D. 肾小球滤过率下降

E. 球管失衡

20. 急性肾小球肾最主要的死亡原因 （ ）

A. 失血性休克 B. 高血压脑病

C. 心力衰竭 D. 严重循环充血

E. 急性肾衰竭

第三部分:小组练习测试题

《儿科学》急性肾小球肾炎 TBL 小组练习

主讲:蒋小云教授

班级　　组号　　分数

1. 该患儿出现水肿最可能的机制是?　　　　　　　　　　　　　　(　　)

A. 肾小球滤过率下降

B. 球管失衡

C. 醛固酮增多引起水钠潴留

D. 大量蛋白尿引起低蛋白血症

E. 高血压引起的心力衰竭

2. 结合病史,该患儿最可能的诊断是　　　　　　　　　　　　　(　　)

A. 急性链球菌感染后肾小球肾炎

B. 急进性肾小球肾炎

C. 肾炎型肾病综合征

D. 迁延性肾炎

E. 隐匿性肾炎

3. 该患儿出现血压升高,神志不清、抽搐、头痛、呕吐,应考虑出现的严重并发症是　　　　　　　　　　　　　　　　　　　　　　　　　　　(　　)

A. 癫痫　　　　　　　　　　　B. 低钠血症

C. 高血压脑病　　　　　　　　D. 低钙血症

E. 脑膜脑炎

4. 该患儿最可能的肾脏病理诊断是　　　　　　　　　　　　　(　　)

A. FSGS

B. IgA 肾病

C. 系膜增生性肾小球肾炎

D. 毛细血管内增生性肾小球肾炎

E. 膜增生性肾小球肾炎

5. 急性链球菌感染后肾小球肾炎电镜下的典型病理改变是　　(　　)

A. 足细胞增生、肿胀

B. 驼峰样的电子致密物沉积在上皮细胞下

C. 系膜上团块样电子致密物沉积

D. 驼峰样的电子致密物沉积在内皮细胞下

90

E. 基底膜广泛断裂、分层

6. 接诊患儿后,下列哪项处理不正确 （　　）

A. 立即用硝普钠降血压　　　　　B. 强心治疗

C. 静滴速尿利尿　　　　　　　　D. 维持电解质平衡

E. 严格控制液体入量

7. 不属于小儿急性肾小球肾炎肾活检指征的是 （　　）

A. 持续低补体血症　　　　　　　B. 肉眼血尿持续时间长

C. 显著氮质血症　　　　　　　　D. 严重蛋白尿

E. 尿常规检查异常

8. 下列哪项与患儿肾功能状态无关？ （　　）

A. 尿量　　　　　　　　　　　　B. 血压

C. 血钾水平　　　　　　　　　　D. 血肌酐水平

E. 血浆尿素氮 BUN 水平

9. 以下哪项不属于急性肾小球肾炎早期的严重表现 （　　）

A. 高血压脑病　　　　　　　　　B. 严重循环充血

C. 急性肾功能不全　　　　　　　D. 高钾血症

E. 大量蛋白尿

10. 该患儿入院后应予无盐或低盐饮食,直到 （　　）

A. 尿常规正常　　　　　　　　　B. 血沉正常

C. 水肿消退,血压正常　　　　　D. 肉眼血尿消失

E. 血气分析、补体浓度正常

第四部分:应用性练习题

《儿科学》急性肾小球肾炎 TBL 应用性练习

主讲:蒋小云教授

班级　　组别　　分数

1. 假如你是管床医生,该患儿入院后,需尽快完善的检查有 （　　）

A. 电解质及肾功能　　　　　　　B. 泌尿系 B 超

C. ASO 及补体　　　　　　　　　D. 尿 RBC 位相

E. 肾穿刺活检

2. 该患儿入院后,需密切监测的症状体征和实验室检查有 （　　）

A. 血压及尿量　　　　　　　　　B. 电解质及酸碱平衡

C. 神经系统症状体征　　　　　　D. 血 BUN 及 Cr 水平

E. ASO 及补体的动态变化

3. 该患儿入院后经严格限制液量、低盐饮食、硝普钠降压及利尿等处理后,若出现以下哪些情况需考虑进行肾穿刺活检术明确肾脏病理类型 （ ）

A. 持续排肉眼血尿 B. 持续低补体血症

C. 肾功能进行性恶化 D. 伴大量蛋白尿

E. ASO 升高

4. 假设你是住院医师,患儿入院当天刚好值夜班。值班时,该患儿若有以下哪些表现提示患儿可能需要进行紧急透析治疗 （ ）

A. 液体超负荷,出现肺水肿、心力衰竭或严重高血压

B. 严重高血钾经一般治疗无效,且无血钾大于 6.5 mmol/L

C. BUN 大于 43 mmol/L

D. 严重代谢性酸中毒

E. 严重贫血

5. 假设你与患儿家长交代病情时,家属问患儿的病情及预后如何时,应该如何回答 （ ）

A. 患儿目前考虑急性肾小球肾炎可能性大,但需要进一步观察病情变化及 ASO、补体动态变化进一步明确

B. 患儿考虑急性肾小球肾炎,预后良好,无需担心

C. 患儿目前考虑急性肾小球肾炎合并高血压脑病、急性肾功能不全,病情危重,随时有生命危险

D. 若患儿持续高血压、肾功能进行性恶化、高钾血症及严重酸中毒难以纠正,可能需要进行透析治疗

E. 若患儿出现持续排肉眼血尿、持续低补体血症、肾功能进行性恶化、伴大量蛋白尿,需要进行肾穿刺活检进一步明确诊断

6. 若经积极治疗 4 周后,患儿神志转清,血压正常,水肿、肉眼血尿消失,尿量逐渐增多,检查提示肾功能恢复正常,考虑出院,你作为管床医师,应交代患儿哪些事项 （ ）

A. 目前可下床进行轻微活动

B. 每周复查尿常规,定期复查 ASO、补体及 ESR

C. 目前病情好转,无需随访

D. 血沉正常方可上学,尿检正常方可上体育课

E. 若再次出现血尿、蛋白尿,及时复诊

（七）中山大学第一临床学院《内科学》呼吸病学见习 TBL 教学案例

《内科学》呼吸病学见习 TBL 教学
主讲：周燕斌教授

病例描述

患者，男性，70 岁，因"反复咳嗽、咳痰 20 年，活动后气促 6 年，加重伴双下肢水肿 1 周"入院。患者 20 年前每于秋冬季受凉后出现咳嗽，咯白痰，多为泡沫痰，晨起明显，每年发作 2～3 次，持续 3 个月或以上；但无咯血、咳大量脓痰、胸痛。6 年前逐渐出现活动后气促，初起上 3 楼即需休息，目前走平路亦感气促，偶有喘息，但无夜间阵发性呼吸困难或咯粉红色泡沫痰。间断在门诊就诊，症状反复。一周前感冒受凉后上述症状加重且伴有低热、双下肢水肿、尿少，口唇颜面青紫，精神烦躁而由急诊入院。既往有 40 年吸烟史，1 包/日。否认结核接触史。婚育史、家族史无特殊。

入院体检：T 37.5 ℃，R 22 次/分，P 102 次/分，BP 125/65 mmHg，口唇发绀，桶状胸，肋间隙增宽，双肺叩诊过清音，两肺呼吸音低，双下肺少量湿性啰音和呼气相干啰音，心界不大，心率 102 次/分，律整，剑突下心尖搏动明显，肺动脉瓣第二心音亢进，三尖瓣区 S1↑，可闻及 3/6 级吹风样 SM，肝肋下 3 cm，肝颈回流征阳性，双下肢凹陷性水肿。

入院时 ECG 示：电轴＋110°，$Rv + Sv_5 = 1.10$ mV，P 波高尖 $\geqslant 0.22$ mV。

个人测试：

1. 该患者最可能的诊断是 （ ）

A. 心源性哮喘

B. 慢性支气管炎(喘息型)

C. 慢性阻塞性肺疾病

D. 支气管扩张

E. 慢性肺源性心脏病

2. 作出上述诊断，哪项对你的诊断意义最大 （ ）

A. 呼吸困难

B. 桶状胸，双肺可闻及干湿性啰音

C. 双下肢凹陷性水肿

D. 肺功能

E. 心电图提示 P 波高尖

3. 试分析导致该患者心功能不全的最主要原因是 （　　）

A. 心肌缺氧

B. 血液黏稠度增加

C. 肺动脉高压超过右心负荷

D. 水、电解质平衡失衡

E. 肺内反复感染时对心肌的毒性作用

4. 该患者入院后由你接诊,你觉得应首选的检查有 （　　）

A. 血常规

B. 血气分析

C. BNP

D. 胸片

E. 痰培养致病菌

5. 如果行胸部 X 线检查,你觉得下列选项可能错误的是 （　　）

A. 右下肺动脉干扩张,其横径约 20 mm

B. 右下肺动脉干横径与气管横径比值＞1.07

C. 心脏向左下扩大

D. 双下肺可见渗出样病灶,双肋膈脚变钝

E. 肺动脉段明显突出

6. 该患者入院后治疗的关键是 （　　）

A. 低流量给氧以纠正缺氧

B. 利用呼吸机改善呼吸功能

C. 强心、利尿改善心功能

D. 积极控制感染,解除支气管痉挛,改善通气功能

E. 纠正电解质、酸碱平衡

7. 此类病人入院后常给予吸氧,给氧方式应为 （　　）

A. 高流量、间歇

B. 低流量、间歇

C. 高流量、持续

D. 低流量、持续

E. 加压、间歇

8. 下列治疗中,不合适的治疗是 （　　）

A. 给予抗生素治疗

B. 氨茶碱静脉滴注

C. 糖皮质激素吸入或口服

D. 口服可待因镇咳

E. 利尿剂

9. 如选用强心剂,下列选项错误的是 （ ）

A. 一般疗效差

B. 应选用作用快、排泄快的制剂

C. 用量为常规剂量的 1～1.5 倍

D. 不作为首选治疗心功能的药物

E. 心率快慢不作为疗效的指征

10. 入院后血气分析回报示 pH 7.15,PaO_2 50 mmHg,$PaCO_3$ 70 mmHg,HCO_3^- 24 mmol/L,BE^- 8 mmol/L,应考虑为 （ ）

A. 呼吸性酸中毒

B. 呼吸性酸中毒＋代谢性碱中毒

C. 呼吸性酸中毒＋代谢性酸中毒

D. 代谢性碱中毒

E. 呼吸性碱中毒＋代谢性酸中毒

小组测试:

1. 引起动脉血气变化的机制中,下列选项错误的是 （ ）

A. 通气不足

B. 通气/血流比例失调

C. 氧耗量降低

D. 肺动静脉样分流

E. 弥散障碍

2. 根据上述血气分析结果,应首选的治疗是 （ ）

A. 综合治疗＋碳酸氢钠静滴

B. 综合治疗＋激素

C. 提高吸氧浓度

D. 使用地西泮(安定)镇静

E. 气管插管进行机械通气

3. 入院后第 2 天患者出现昏迷,口唇发绀加重,你考虑可能出现的并发症是

（ ）

A. 脑血管意外

B. 肺性脑病

C. 低血糖昏迷

D. 感染性休克

E. 心源性休克

4. 出现上述情况后,应采取何种措施 （　　）

A. 无创通气辅助呼吸

B. 使用呼吸兴奋剂

C. 纠正酸碱失衡

D. 加强抗感染

E. 气管插管有创通气

5. 经上述治疗后,患者症状好转,神志转清,但在好转后第 2 天突出现胸痛、气促加重,心电监护示氧饱和度降低。如果你作为主管医生,对病人体检的重点是

（　　）

A. 肺下界位置及肺下界移动度

B. 肺部啰音

C. 血压

D. 肺部叩诊和双侧呼吸音对比

E. 心率

6. 针对上述症状,应立即对病人进行的检查是 （　　）

A. 心肌酶学和心梗标志物检测

B. 胸片

C. 心脏彩超

D. D-D二聚体检测

E. 心电图

7. 该病人经积极抗感染及解痉化痰治疗,咳喘改善,发热、黄痰消失,但仍水肿,用利尿剂不退,应如何进一步治疗 （　　）

A. 加用小剂量地高辛

B. 加大利尿用药剂量

C. 控制液体入量

D. 输注白蛋白

E. 联合使用不同种利尿剂

8. 出院后医生常嘱病人进行训练和改变呼吸方式,应选择 （　　）

A. 腹式呼吸

B. 深而慢的呼吸

C. 缩唇呼吸

D. 不用辅助呼吸肌参与呼吸

E. 以上四点综合

9. 嘱病人进行缩唇呼吸锻炼,其理由是 （   ）

A. 改善肺泡-毛细血管膜氧交换

B. 不使肺泡-口腔压力梯度下降过快,避免气道陷闭

C. 减速呼吸运动氧耗量

D. 进行呼吸肌锻炼

E. 改善肺内气体分布

10. 出院后建议其进行长期家庭氧疗,下列说法错误的是 （   ）

A. 吸氧时间每天 10～15 h

B. 长期家庭氧疗可改善患者生活质量

C. 吸氧流量多为 1～2 L/min

D. 血气分析示 PaO_2 为 65 mmHg 以下均应行长期氧疗

E. 长期家庭氧疗可提高患者生存率

应用性练习:

1. 该病例的诊断及诊断依据是什么?

2. 为明确诊断及疾病分期,应作什么检查?（试举例三项）

3. 该病例是否需要氧疗? 其氧疗原则是什么?

4. 入院后患者气促、发绀加重,渐出现神志模糊、嗜睡,体检 BP 120/70 mmHg,球结膜水肿,病理反射(—)。最可能出现了什么并发症?

5. 此时即查动脉血气分析提示 pH7. 15,PaO_2 50 mmHg,$PaCO_3$ 70 mmHg,HCO_3^- 24 mmol/L,BE^- 8 mmol/L,其血气分析诊断是什么? 应如何正确处理?

6. 该病人经积极抗感染及解痉化痰治疗,咳喘改善,发热、黄痰消失,但仍水肿,用利尿剂不退,应如何进一步治疗,其用药原则是什么?

（八）中山大学第一临床学院《内科学》肾脏病学见习 TBL 教学案例

《内科学》肾脏病见习 TBL 教学
主讲:周燕斌教授

学习目标:

1. 定义水肿、慢性肾衰竭、尿毒症、糖尿病、贫血、酸中毒。

2. 讨论引起贫血的原因。其中肾性贫血的可能因素。

3. 讨论水肿的鉴别诊断。该患者以何种水肿为主? 如何治疗?

4. 解释患者肾衰竭的可能原因,该如何证实,以及患者肾功能进展如此迅速的原因是什么。

5. 理解糖尿病合并高血压及肾病时的治疗策略该如何进行？

6. 理解高血压与慢性肾衰竭之间的关系及如何鉴别肾性高血压与高血压引起的肾病。

7. 理解慢性肾衰竭的分期与 CKD 分期之间的联系。

8. 理解慢性肾衰竭相关并发症的生理学机理。

9. 理解慢性肾衰竭长期治疗的措施及目标。

10. 理解慢性肾衰竭透析治疗的指征,肾替代治疗方案个体化选择。

病例描述:

患者王水,男性,52岁,9年前发现高血压病和2型糖尿病。今次主要因为乏力、纳差半年,加重伴气促2周入院。过去的半年里,逐渐出现乏力,稍活动后就觉劳累,并有明显的胃口变差,从每餐进食2碗饭减少至每餐1碗饭,同时进食的菜量也减少,并常有下肢水肿的表现,早晨及午后均明显;在过去的5周里,在使用的胰岛素剂量和进食量与之前差不多的情况下,出现2次低血糖事件,有典型出汗、心悸、发抖及进食后缓解的表现。近2周乏力及胃口差的症状进一步加重,伴气促,稍活动后加重,夜间可平卧,最近一次查血肌酐为658 μmol/L;遂入住我院。近半年来精神、睡眠都较差,尿量每天800 ml左右,体重增加了8 kg。

他目前和妻子、儿子住在一起,但儿子需要经常出差,妻子在市场卖菜,他本人是建筑工人,3年前因为疾病提前退休。抽烟30余年,每天20~30支,发病后至今仍然未戒。他9年前发现高血压和糖尿病后有接受药物治疗,但没有规律地使用降压药物,自觉舒服时则不用降压药物,有时忘记服药也不补服。在当地诊所量血压,常超过160/95 mmHg,在家人的劝说下才勉强用药;同时也没有规律监测血糖。他承认也没有好好控制饮食,尤其喜欢食甜品,测空腹血糖多在5~8 mmol/L,但餐后2小时血糖常超过15 mmol/L。3年前曾查尿常规:蛋白(+++),红细胞(-),比重1.020,但没有进一步诊治和用药。1年前查生化:血肌酐208 μmol/L,在医生建议下改用胰岛素控制血糖。

体格检查:体重80 kg,血压166/100 mmHg,脉搏105次/分,慢性病容、贫血貌,双肺呼吸音清,双下肺可闻及少许湿性啰音,心率105次/分,律齐,心尖区可闻及2/6级吹风样收缩期杂音,无向其他区域传导,腹软、无压痛、无反跳痛,肝脾肋下未触及。移动性浊音阳性,双下肢中度水肿。

胸部X片提示心脏扩大,心胸比0.58,心电图提示ST-T改变。心脏彩超提示尿毒症性心脏病,左房左室增大。三尖瓣关闭不全(轻度)。心脏收缩功能正常。

实验室检查数据:

血常规:RBC 4.76×10^{12}/L, Hb 69 g/L, WBC 8.39×10^9/L, N 50.3%, PLT 210×10^9/L。

尿常规：pH 6.0，比重：1.020 尿蛋白(3＋)，隐血(一)，红细胞(一)。

24 小时尿蛋白定量：4.57 g/L 100 ml。

血生化：BUN 23.6 mmol/L，Cr 670 μmol/L，UA 542 μmol/L，Ca 1.75 mmol/L，P 2.22 mmol/L，K^+ 4.4 mmol/L，Na^+ 135 mmol/L，CO_2 16 mmol/L，Glu 9.9 mmol/L，胆固醇 6.1 mmol/L，甘油三酯 2.29 mmol/L，LDL－C 4.05 mmol/L，AST 29 U/L，ALT 20 U/L，ALB 23 g/L，GLB 23 g/L。

个人测试：

1. 患者出现气促的主要原因是 （ ）

A. 贫血

B. 慢性心力衰竭

C. 慢性阻塞性肺疾病

D. 严重水肿

E. 血压过高

2. 近期患者反复出现低血糖反应的最可能原因有 （ ）

A. 胃纳不佳，进食过少

B. 胰岛素剂量过大

C. 内源性胰岛素分泌过多

D. 内源性胰岛素水平清除减少

E. 患者对胰岛素过分敏感

F. 慢性心力衰竭

G. 贫血

3. 患者目前肾功能按 CKD 分期，估计处于 （ ）

A. CKD 1 期

B. CKD 2 期

C. CKD 3 期

D. CKD 4 期

E. CKD 5 期

4. 对患者的进一步治疗首要的是 （ ）

A. 控制血压

B. 控制血糖

C. 减轻水肿，减轻心脏前负荷，控制心力衰竭

D. 就正贫血

E. 改善酸中毒

F. 戒烟

G. 饮食控制

5. 患者出现了哪些慢性肾衰竭的并发症(可多选)　　　　　　　　（　　）

A. 贫血

B. 高血压

C. 尿毒症性心脏病慢性心力衰竭

D. 水肿、腹水

E. 钙磷代谢紊乱

F. 肾性骨病

小组测试:

1. 下列原因,可能导致患者的下肢水肿的有(可多选)　　　　　　（　　）

A. 高血压病外周血管阻力增高

B. 糖尿病周围神经病变

C. 低白蛋白血症

D. 肾小球滤过减少

E. 水钠潴留

F. 心力衰竭

2. 下列原因,可能促进患者肾功能恶化的有(可多选)　　　　　　（　　）

A. 高血压控制不良

B. 血糖控制不佳

C. 低白蛋白血症

D. 饮食未控制

E. 大量蛋白尿

F. 抽烟损伤血管内皮

3. 患者为什么会出现如此明显的贫血(可多选)　　　　　　　　　（　　）

A. 胃纳差,进食少致营养不良

B. 糖尿病

C. 促红细胞生成素分泌不足

D. 抽烟

E. 红细胞破坏过多

4. 如患者目前血肌酐为 156 μmol/L,应首选哪种类型的降压药控制血压

　　　　　　　　　　　　　　　　　　　　　　　　　　　　　（　　）

A. 钙离子通道拮抗剂

B. 选择性 β 受体阻滞剂

C. 血管紧张素转化酶抑制剂(ACEI)

D. 血管紧张素转化酶受体拮抗剂(ARB)

E. 利尿药

5. 面对患者目前情况,对慢性肾衰竭该选择哪项治疗手段对患者病情控制最佳 （　　）

A. 戒烟,饮食控制

B. 药物保守治疗

C. 肾移植

D. 腹膜透析

E. 血液透析

(九) 中山大学第一临床学院《内科学》血液病学见习 TBL 教学案例

《内科学》血液病见习 TBL 教学

主讲:周燕斌教授

学习目标:

1. 定义急性白血病、弥散性血管内凝血、中枢神经系统白血病、高白细胞白血病。

2. 讨论急性早幼粒细胞白血病的临床特点。

3. 讨论急性早幼粒细胞白血病的治疗措施。

4. 讨论中枢神经系统白血病的诊断与防治。

5. 讨论高白细胞白血病紧急治疗措施。

病例描述:

患者,男,45 岁,因反复四肢皮下出血,牙龈出血半个月,加重伴发热 3 天而入院。患者半个月前无诱因反复出现四肢皮下瘀点,牙龈出血,伴头晕、乏力,但无发热,患者不以为意,未予诊治。上述症状进行性加重,2 天前牙龈出血不能自止,并出现发热,最高 38.8 ℃,但无咽痛、咳嗽,当地医院予以止血等处理,疗效不佳,遂转来我院治疗。起病以来,无骨痛,体重减轻不明显,纳差,睡眠欠佳,大小便正常。过去史、个人史、家族史无特殊。体格检查:体温 38.2 ℃、呼吸 22 次/分、脉搏 88 次/分、血压 120/80 mmHg。神清,发育正常,轻度贫血貌,四肢散在新鲜瘀点、紫癜。未触及表浅肿大淋巴结。巩膜无黄染,口腔双颊黏膜可见小血泡,胸廓无畸形,胸骨下端压痛明显,双肺无异常体征。心界无扩大,心率 88 次/分,心律整,无明显杂音。腹平坦,未见腹壁静脉曲张。全腹无压痛及反跳痛,肝脾未触及,移动性浊音阴性。脊柱四肢无畸形,下肢无水肿,未引出病理反射。

实验室检查:血常规:Hb 90 g/L,WBC 45.7×10⁹/L;分类:分叶 40%,杆状5%,淋巴细胞 52%,幼稚粒细胞 3%,PLT 8×10⁹/L;尿常规正常;乙肝两对半均阴性;肝功能:ALT 38 U/L、AST 47 U/L、LDH 1 400 U/L、AFP<25 μg/L,总胆红素、间接胆红素均正常;血清钾、钠、血糖、尿素氮、肌苷在正常范围;骨髓象:增生明显活跃,原粒 6%,早幼粒 63%,后者细胞较大,胞浆丰富,可见大小不均的淡紫红色颗粒,核圆形,核仁 1~2 个,红系统受到抑制,全片未见巨核细胞,血小板少见;凝血时间(试管法)16 分钟;凝血酶原时间 25 秒(正常对照 14 秒);活化的部分凝血活酶时间 58 秒(正常对照 45 秒);纤维蛋白原定量 0.98 g/L,血浆鱼精蛋白副凝试验阳性,外周血红细胞碎片 5%,D-二聚体试验阳性。

一些用到的概念:

1. 急性白血病:是造血干细胞的恶性克隆性疾病,发病时骨髓中异常的原始细胞及幼稚细胞大量增殖并广泛浸润肝、脾、淋巴结等各种脏器,抑制正常造血。

2. 弥散性血管内凝血:是一种发生在许多疾病基础上,有致病因素激活凝血及纤溶系统,导致全身微血栓形成,凝血因子大量消耗并继发纤溶亢进,引起全身出血及微循环衰竭的临床综合征。

3. 中枢神经系统白血病:由于化疗药物难以通过血-脑脊液屏障,隐藏在中枢神经系统的白血病不能被有效杀灭,因而引起中枢神经系统白血病。

4. 高白细胞白血病:指在少数急性白血病出诊或者慢性粒细胞白血病急变时,外周血白细胞计数大于 100×10⁹/L。

个人测试:

1. 本例患者反复皮下出血的主要原因是什么 ( )

A. 血小板减少

B. 弥散性血管内凝血合并血小板减少

C. 原发性纤溶亢进

D. 血管性紫癜

E. 上述都是

2. 中枢神经系统白血病最常见于哪一类白血病 ( )

A. 急性早幼粒细胞白血病

B. 急性单核细胞白血病

C. 急性淋巴细胞白血病

D. 慢性粒细胞白血病

E. 慢性淋巴细胞白血病

3. 急性早幼粒细胞白血病最常见的临床特点有 ( )

A. 贫血

  B. 肝脾肿大

  C. 合并中枢神经系统白血病

  D. 出血

  E. 淋巴结肿大

4. 高白细胞白血病降低白细胞的最快方法是 （ ）

  A. 白细胞清除术

  B. 补液

  C. 化疗

  D. 放疗

  E. 利尿

5. 对该患者的诱导缓解治疗,下列选项错误的是 （ ）

  A. 维 A 酸

  B. 三氧化二砷

  C. 维 A 酸联合化疗

  D. 三氧化二砷联合化疗

  E. 单用强烈化疗

小组测试:

1. 对于急性白血病的诊断应完善以下哪些检查 （ ）

  A. 细胞免疫学

  B. 骨髓活检病理

  C. 分子生物学

  D. 腹部 B 超

  E. MICM

2. 对本例患者进行骨穿等操作应特别注意 （ ）

  A. 部位选择

  B. 容易出血,注意压迫伤口

  C. 容易伤口感染

  D. 不能耐受操作

  E. 与其他急性白血病类同

3. 该患者胸骨压痛的原因是 （ ）

  A. 骨髓坏死

  B. 骨骼坏死

  C. 由于白血病细胞增殖导致骨髓腔压力增高

  D. 骨膜被白血病细胞浸润

E. C 和 D

4. 以下哪一项脑脊液检查不属于中枢神经系统白血病诊断内容 （　　）

A. 脑脊液压力

B. 蛋白质

C. 糖

D. 白细胞数

E. 白血病细胞

5. 三氧化二砷的主要副作用有 （　　）

A. 心脏

B. 骨髓抑制

C. 肝肾损害

D. 心脏、肝肾损害

E. 感染

6. 维 A 酸的最严重副作用是 （　　）

A. 高组胺血症

B. 肝肾损害

C. 骨髓抑制

D. 维 A 酸综合征

E. 高颅内压

7. 以下关于急性白血病完全缓解的标准,错误的是 （　　）

A. 症状、体征消失

B. 血小板计数正常

C. 外周血无幼稚细胞

D. 骨髓中原始＋幼稚细胞小于6％

E. 无髓外白血病

应用性练习：

请为该患者制订完整的治疗方案,包括支持对症、诱导缓解、缓解后巩固治疗。

第二节　四川大学华西医学中心 TBL 案例

四川大学华西医学中心的课程体系为整合课程体系,在冠状动脉粥样硬化性心脏病、高血压教学内容中,华西医学中心曾静副教授设计了这两部分内容的TBL教学资料、个人练习、小组测试与应用性练习。

（一）冠状动脉粥样硬化性心脏病 TBL 教学案例

第一部分:提前一周发给学生的教学病例资料

冠状动脉粥样硬化性心脏病 TBL 教学
主讲:曾静副教授

学习目标:

1. 熟悉动脉粥样硬化的发病机制和病理生理特点。
2. 掌握冠心病的临床类型,各种类型的临床表现,彼此的诊断和鉴别诊断。
3. 掌握胸痛和晕厥等常见心血管症状的鉴别诊断。
4. 能够系统全面、手法规范地完成心血管疾病的病史采集和体格检查。
5. 掌握急性冠脉综合征的治疗原则。
6. 熟悉冠心病的并发症、预后评估和二级预防。

病例:

病史:

患者,男,71 岁,因"发现血压升高至 10 年,胸痛 3 小时,加重 1 小时,伴晕厥 2次"入院。

入院前 10 年,患者体检发现血压升高至 160/80 mmHg,10 年来不规则治疗,未予监测血压。入院前 3 小时患者无明显诱因出现胸骨中上段、胸骨后疼痛,无放射痛,无心累气促,无黑矇晕厥,持续几分钟后缓解;未予重视;入院前 1 小时睡眠时突然觉胸骨后疼痛加重,无放射痛,伴出汗、心累气促,恶心、呕吐胃内物一次,救护车送入我院途中,两次出现意识丧失,呼之不应,双眼凝视,口唇发绀,小便失禁。均给予胸外心脏按压,静推阿托品 1 mg 后患者意识改善。

吸烟 30 多年,约 20 支/日,现已戒烟 10 年。

糖尿病 15 年,血糖控制方式和具体情况不详。

查体:

T:36.0 ℃,P:67 次/分,R:20 次/分,BP:103/58 mmHg。神志清楚,急性病容,皮肤巩膜无黄染,全身浅表淋巴结未扪及肿大。颈静脉无充盈。心界正常,心律齐,各瓣膜区未闻及杂音。双肺叩诊呈清音,双肺呼吸音清,未闻及干湿啰音及胸膜摩擦音。腹软,无压痛及反跳痛,腹部未触及包块,肝脏肋下未触及,双肾区无叩痛,双下肢不肿。

实验室检查:

- 生化:葡萄糖:24.35 mmol/L,钠:135.9 mmol/L,钾:3.37 mmol/L。
- 血常规:血红蛋白:117 g/L,白细胞计数 $8.13×10^9$/L,中性分叶核粒细胞百分率:82.1%。

• 心肌标志物示:肌红蛋白 41.40 μg/L,肌酸激酶同工酶 MB 质量8.47 ng/ml,肌钙蛋白－T 20.5 ng/ml。

• 心电图(如下图)

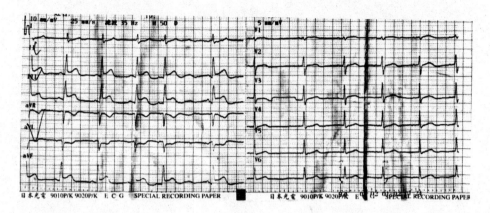

重要指标中英文对照及解释:

ACS	急性冠脉综合征
AF	心房纤颤
AMI	急性心肌梗死
CABG	冠状动脉旁路移植术
CAD	冠心病
LVEF	左心室射血分数
NSTEMI	非 ST 段抬高型心肌梗死
PCI	经皮冠状动脉介入治疗
STEMI	ST 段抬高型心肌梗死
UA	不稳定性心绞痛
VF	室颤
VT	室速

参考资料:

(1) 王吉耀,内科学,人民卫生出版社,第 2 版,2011 年,P273－317。

(2) Braunwald's Heart Disease 7th ed.

(3) www.uptodate.com,冠心病相关专题。

(4) Braunwald's Heart Disease:A Textbook of Cardiovascular Medicine,2-Volume Set,10th ed.

第二部分:个人测试练习题(课堂开始授课前完成)

冠心病 TBL 个人测试

主讲:曾静副教授

姓名　　班级　　分数

(选择题:选择一项最佳答案)

1. 关于动脉粥样硬化的发病机制,目前被多数学者支持的是 　　(　)

A. 脂质浸润学说

B. 血小板聚集和血栓形成学说

C. 平滑肌细胞克隆学说

D. 内皮损伤-反应学说

E. 微生物感染学说

2. 下列哪项不是冠心病的发病危险因素 　　(　)

A. 高血压　　　　　　　　B. 吸烟

C. 代谢综合征　　　　　　D. 总胆固醇增高

E. HDL 增高

3. 关于急性冠状动脉综合征(ACS),下列说法正确的是 　　(　)

A. 与血管内血栓形成无关

B. 非 ST 段抬高型和 ST 段抬高型 ACS 病理生理机制彼此不同,是两种独立的疾病

C. 是冠心病的五大临床类型之一

D. 包括不稳定型心绞痛

E. 以 ST 段抬高型为主

4. 诊断冠心病最可靠的方法是 　　(　)

A. 心电图　　　　　　　　B. Holter

C. 运动平板　　　　　　　D. 放射性核素

E. 冠状动脉造影

5. 下列哪项不是心绞痛型冠心病胸痛的特点 　　(　)

A. 部位在胸骨体上段或中段之后

B. 性质为压迫发闷或紧缩感

C. 发作常由体力劳动或情绪激动所激发

D. 疼痛持续时间多半小时以上

E. 舌下含服硝酸甘油有效

6. 心绞痛发作中疼痛发生机制据推测最可能是 （　　）

A. 电生理改变　　　　　　　　　B. 冠状动脉血管痉挛所致

C. 心肌收缩功能障碍　　　　　　D. 多肽类刺激心脏内传入神经末梢

E. 心肌舒张功能障碍

7. 心肌梗死时最常见受累的冠状动脉是 （　　）

A. 左冠状动脉回旋支

B. 右冠状动脉

C. 左冠状动脉前降支

D. 左冠状动脉回旋支加左冠状动脉前降支

E. 左冠状动脉主干

8. 鉴别 MI 和心绞痛最为重要的一项是 （　　）

A. 胸痛性质　　　　　　　　　　B. 胸痛持续时限

C. 发作时 ST 段变化　　　　　　D. 含化硝酸甘油的效果

E. 心肌标志物是否增高

9. 关于急性心肌梗死,下列提法有误的是 （　　）

A. STEMI 的闭塞性血栓是白血栓、红血栓的混合物

B. STEMI 发生后数小时内冠脉造影可提示未见冠状动脉狭窄

C. 左前降支闭塞最为多见,同左室高侧壁梗死有关,可以累及房室结

D. 右冠状动脉闭塞可以引起左室膈面、下壁梗死

E. 右心室梗死较为少见

10. 心肌坏死标志物升高在急性心肌梗死中哪项出现最早 （　　）

A. CK - MB　　　　　　　　　　B. 肌钙蛋白

C. 肌红蛋白　　　　　　　　　　D. LDH EAST

11. 急性前间壁心肌梗死的病理性 Q 波见于 （　　）

A. Ⅱ、Ⅲ、aVF 导联　　　　　　B. $V_1 - V_3$ 导联

C. $V_1 - V_5$ 导联　　　　　　　D. V_5、V_6、Ⅰ,aVL 导联

E. $V_7 - V_9$ 导联

12. 急性心肌梗死早期,下列情况下不适于应用 β 受体阻滞剂的是 （　　）

A. 反射性心动过速

B. 反射性收缩期高血压

C. 动脉血压<13.3 kPa(100 mmHg)的窦性心动过缓

D. 非 ST 段抬高心肌梗死

E. 血清酶再次升

13. MI 最常见的并发症是 （　　）

A. 乳头肌功能失调　　　　　　　B. 心室游离壁破裂

C. 室间隔穿孔　　　　　　　　　D. 心室壁瘤

E. 肺动脉栓塞

14. 下列药物哪项不属于抗血小板药物 （ ）

A. 阿司匹林   B. 低分子肝素

C. 氯吡格雷   D. 双嘧达莫

E. 替罗非班

15. 下列药物最常应用于治疗冠心病变异型心绞痛发作的是 （ ）

A. 硝酸酯类   B. β受体阻滞剂

C. 钙通道阻滞剂   D. ACEI 类

E. 胺碘酮

16. AMI 伴发心源性休克的最主要原因是 （ ）

A. 血压的急剧下降

B. 心排出量急剧下降

C. 神经反射引起的周围血管扩张

D. 血容量不足

E. 左室舒张功能障碍,肺毛细血管压力明显增高

17. 下列关于 MI 后室性心律失常的处理正确的是 （ ）

A. 禁忌使用 β 受体阻滞剂以免加重心肌泵衰竭

B. 预防性使用利多卡因

C. 积极处单形性室性早搏

D. 对血流动力学不稳定的室速积极静注利多卡因治疗

E. 发现室颤须立即采用非同步直流电除颤治疗

18. MI 后缓慢性心律失常的处理正确的是 （ ）

A. 室率 52 次/分的窦性心动过缓可暂不处理

B. 血压不稳定的窦性心动过缓可静注小剂量阿托品

C. 静脉注射异丙肾上腺素

D. 心电图提示二度Ⅱ型阻滞且 ORS 增宽安置临时起搏器

E. 三度房室传导阻滞血压不稳定可采用同步直流电复律

19. 下列 MI 后抗心源性休克的治疗措施不合理的是 （ ）

A. 根据血流动力学结果控制输入液量

B. 在中心静脉较低时积极使用多巴胺升高血压

C. 四肢厥冷明显发绀时积极使用硝普钠抗休克

D. 纠正酸中毒和电解质紊乱

E. 主动脉内球囊反搏治疗

20. 下列关于 MI 治疗提法正确的是 （ ）

A. 再灌注治疗是 STEMI 治疗最为核心的措施

B. 血流动力学稳定的 80 岁下壁 STEMI 患者积极采取溶栓治疗

C. 发病 3 小时的 68 岁 NSTEMI 患者宜优先考虑溶栓治疗

D. 发病 6 小时的 78 岁 STEMI 患者宜优先考虑溶栓治疗

E. 有可疑主动脉夹层的 STEMI 患者应优先考虑溶栓治疗

第三部分:小组练习测试题

系统整合冠心病 TBL 小组练习

主讲:曾静副教授

姓名　　班级　　分数

（选择题:选择一项最佳答案）

（第 1~4 题共用题干）

患者,男性,58 岁,半月前开始出现活动耐量降低,快步行走或爬坡后感觉胸部闷压不适,为胸骨中上段压迫感和紧缩感,停步休息 10 分钟左右缓解。既往有哮喘病史 30 年,否认高血压、糖尿病病史。查体:心率 86 次/分,血压:150/88 mmHg,心脏不大,心脏未闻及杂音,双肺无干湿啰音,双下肢不肿。

1. 以下概念中与"稳定性心绞痛"等价的概念是 （ ）

A. 劳力性心绞痛　　　　　B. 初发型劳力性心绞痛

C. 稳定型劳力性心绞痛　　D. 恶化型劳力性心绞痛

E. 静息性心绞痛

2. 该患者的诊断应该是 （ ）

A. 稳定性心绞痛　　　　　B. 不稳定性心绞痛

C. 劳力性心绞痛　　　　　D. 变异性心绞痛

E. 梗死后心绞痛

3. 要评估该患者发生心血管事件的危险程度,最准确的方法是 （ ）

A. CT 冠状动脉造影三维重建成像

B. 负荷心肌核素显像

C. 经皮腔内冠状动脉造影

D. 24 小时动态心电图

E. 心肌酶学测定

4. 下列哪项药物不适合用来控制病人的症状 （ ）

A. 硝酸异山梨酯

B. 单硝酸异山梨酯

C. 非选择性β受体阻滞剂

D. 非二氢吡啶类钙通道阻滞剂

E. 二氢吡啶类钙通道阻滞剂

（第5～7题共用题干）

患者，男性，78岁，高血压、糖尿病20年，发现肾功能不全8年，5年前因胸痛被诊断为"冠心病　前壁心梗"，未正规服药治疗，间断胸痛发作，硝酸甘油有效。6小时前突发胸部梗塞感，症状时重时轻，活动后有明显的呼吸困难，症状持续不缓解来院。查体：心率136次/分，血压：120/76 mmHg，心界向左下扩大，心律不齐，第一心音强弱不等，脉搏短促，心尖区3～6级收缩期杂音，双肺闻及少许湿啰音，双下肢不肿。肌钙蛋白 T 及 CK－MB 显著升高。

5. 患者心电图检查后最可能提示的心律是　　　　　　　　　　　　（　　）

A. 窦性心律　房性早搏　　　　　B. 窦性心律　室性早搏

C. 心房颤动　　　　　　　　　　D. 交界区心律

E. 室性心动过速

6. 患者心电图除上述异常外，未见明显的 ST 段抬高或降低，病人的主要诊断应该是　　　　　　　　　　　　　　　　　　　　　　　　　　　　（　　）

A. 急性非 ST 段抬高型心梗

B. 不稳定型心绞痛

C. 急性 ST 段抬高型心梗

D. 高血压心脏病

E. 糖尿病心肌病

7. 下列治疗方法中不正确的是　　　　　　　　　　　　　　　　　（　　）

A. 双联抗血小板治疗

B. 静脉溶栓治疗

C. 给予肝素或低分子肝素抗凝

D. 口服或静脉使用硝酸酯类药物

E. 尽早使用 β 受体阻滞剂及 ACEI/ARB 类药物

（第8～9题共用题干）

患者，男性，44岁，8小时前突发胸骨后压榨样疼痛并随之晕倒，约10多秒后清醒，醒后感胸痛难以忍受，持续不缓解，在当地医院急诊科心电图检查提示"Ⅱ、Ⅲ、aVF 导联 ST 段抬高，最高 0.5mV 伴Ⅲ°房室传导阻滞"，为求进一步治疗送入我院，来时病人胸痛仍未缓解，梗塞感。查体：心率：44次/分，血压：90/60 mmHg，皮肤湿冷，双肺无干湿啰音。

8. 该患者病变部位考虑为　　　　　　　　　　　　　　　　　　　　　(　)

A. 左室前壁　　B. 左室侧壁　　C. 左室后壁　　D. 左室下壁　　E. 右室

9. 对于该病人而言,最重要的治疗措施是　　　　　　　　　　　　　　(　)

A. 安置临时起搏器提高心率

B. 静脉微泵泵入异丙肾上腺素提高心率

C. 静脉微泵泵入肝素抗凝治疗

D. 冠状动脉再灌注治疗

E. 口服阿司匹林＋氯吡格雷抗血小板治疗

(第10～13题共用题干)

患者,王某,男,78岁,1小时前,在与家人争吵后出现上腹部痛、濒死感、大汗、恶心,呕吐2次。呼救后由120送入我院急诊室,血压76/52 mmHg,心率50＋次/分。立即ECG(如下),查肌钙蛋白定性为阴性。

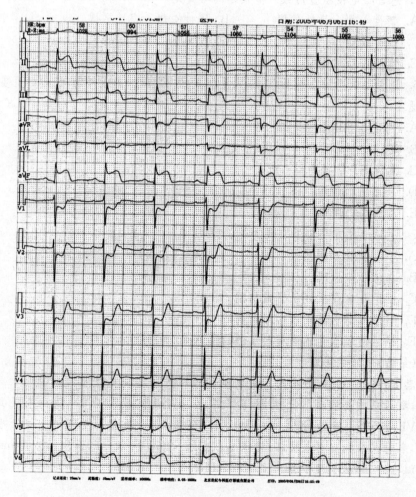

10. 目前王先生的疾病诊断考虑为　　　　　　　　　　　　　　　（　　）

A. 急性下壁 ST 段抬高心肌梗死

B. 急性高侧壁非 ST 段抬高心肌梗死

C. 急性心包填塞

D. 急性前壁非 ST 段抬高心肌梗死

E. 急性胰腺炎

11. 根据王先生的病情,下列处理策略最恰当的是　　　　　　　　　（　　）

A. 含化硝酸甘油,缓解腹痛

B. 复查肌钙蛋白,一旦升高,立即冠脉介入治疗

C. 立即使用多巴酚丁胺,升高血压,随后冠脉介入治疗

D. 立即静脉使用溶栓药物,开通闭塞冠状动脉

E. 积极输液,升高血压,随后冠脉介入治疗

12. 王先生血压下降最可能的原因是　　　　　　　　　　　　　　（　　）

A. 急性心肌梗死合并左心衰竭

B. 急性心肌梗死伴泵衰竭

C. 急性心肌梗死伴心包填塞

D. 合并急性右心室梗死

E. 急性心肌梗死合并室间隔破裂

13. 对于王先生入院时的情况,下列哪个药物必须慎用　　　　　　（　　）

A. 吗啡　　　B. 多巴胺　　　C. 呋塞米　　　D. 肝素　　　E. 阿托伐他汀

(第14～15题共用题干)

男性患者,39 岁,突发胸痛 4 小时,伴呼吸困难,并晕厥一次。既往有高血压病史 1 年。查体:血压 80/50 mmHg,呼吸 24 次/分,心界不大,心率 110 次/分,双肺底部可闻及湿啰音,双下肢无水肿。心电图提示:窦性心律,110 次/分,Ⅰ,aVL 导联 ST 段抬高 0.01 mV,V1～V6 导联 ST 段抬高 0.2～0.5 mV。

14. 为改善患者的预后,最重要的治疗是　　　　　　　　　　　　（　　）

A. 安置主动脉内气囊反搏

B. 静脉使用多巴胺

C. 静脉溶栓

D. 待心肌酶及肌钙蛋白结果回后再决定

E. 急诊冠脉介入治疗

15. 患者经上述治疗后血压回升至 100/60 mmHg,但出现了心率加快,心电图提示为心房颤动,心室率 150 次/分。当前首选治疗是　　　　　（　　）

A. 静脉使用胺碘酮　　　　　　　B. 静脉使用西地兰

C. 静脉使用利多卡因　　　　　　D. 静脉使用腺苷

E. 静脉使用普罗帕酮

第四部分:应用性练习题

系统整合冠心病 TBL 应用性练习

主讲:曾静副教授

姓名　　班级　　分数

（选择题:请选择你认为的最佳答案）

1. 本患者最恰当的降压治疗是　　　　　　　　　　　　　（　　）

A. ACEI＋ARB

B. α受体阻滞剂＋β受体阻滞剂

C. CCB＋利尿剂

D. ARB＋CCB

E. β受体阻滞剂＋利尿剂

2. 此刻对于该病人最有价值的检查是　　　　　　　　　　（　　）

A. 肌钙蛋白 T 及 CK‐MB

B. CT 冠状动脉造影

C. 胸部血管增强 CT 及三维重建

D. 心电图

E. 心脏彩超

3. 该患者现在除了高血压、糖尿病诊断外,还应诊断为　　（　　）

A. 冠心病急性侧壁 ST 段抬高心梗

B. 冠心病急性前壁 ST 段抬高心梗

C. 冠心病急性前间壁 ST 段抬高心梗

D. 冠心病急性非 ST 段抬高心梗

E. 冠心病急性下壁 ST 段抬高心梗

4. 该患者反复晕厥最可能的原因是　　　　　　　　　　　（　　）

A. 心律失常　　　　　　　　B. 短暂性脑缺血发作

C. 脑梗死　　　　　　　　　D. 体位性低血压

E. 心源性休克

5. 该患者急性期预防再次晕厥,最好的治疗是　　　　　　（　　）

A. 安置临时起搏器　　　　　B. 安置永久起搏器

C. 使用倍他乐克　　　　　　D. 使用胺碘酮

E. 使用西地兰

6. 在明确诊断后,最重要的治疗应该是 （ ）

　　A. 再灌注治疗　　　　　　　　B. 吗啡 3 mg 静脉推注镇痛

　　C. 控制血糖　　　　　　　　　D. 控制血压

　　E. 调整血脂水平,控制 LDL－C

7. 患者入院后胸痛加重复发,病理性 Q 波除上述心电图改变外还累及 $V_1 \sim V_5$ 导联,咯粉红色泡沫痰,端坐呼吸,PE:呼吸频率 35 次/分,血压 180/100 mmHg,肺部满布湿啰音,心率 130 次/分,考虑原因是 （ ）

　　A. 急性右心衰　　　　　　　　B. 急性左心衰

　　C. 全心衰　　　　　　　　　　D. 肺部感染

　　E. 急性哮喘

8. 在出现上题情况当时,下列治疗方案中最不合理的是 （ ）

　　A. 利尿治疗　　　　　　　　　B. 非洋地黄强心剂治疗

　　C. 戒酒　　　　　　　　　　　D. 口服 ACEI

　　E. 口服倍他乐克

9. 患者经上述治疗后,病情暂时稳定,上述病情结合哪项指标最适合进行溶栓治疗?
（ ）

　　A. 心肌标志物显著升高,胸部 CT 怀疑主动脉夹层

　　B. 心肌酶学正常,胸部 CT 排除主动脉夹层,就诊至球囊扩张时间 120 分钟

　　C. 心肌标志物显著升高,胸部 CT 排除主动脉夹层,近两周黑便史

　　D. 心肌酶学正常,胸部 CT 排除主动脉夹层,1 年前脑卒中病史

　　E. 心肌标志物显著升高,胸部 CT 排除主动脉夹层,有良好介入治疗条件

10. 对患者进行了溶栓治疗后心电图出现以下改变(QRS－T 波消失,出现大小不等、非常不均匀整齐的低小波),应诊断为 （ ）

A. 阵发性室上性心动过速

B. 室性心动过速

C. 室颤

D. 房扑

E. 心房纤颤

11. 针对上题心电图改变,即刻应立即采取的治疗是 （ ）

A. 立即非同步除颤

B. 立即同步除颤

C. 静脉推注速尿

D. 静脉推注地尔硫䓬

E. 静脉推注心律平

12. 经过上述治疗后,患者短时生命体征平稳,但5小时后进行性呼吸困难。查体:血压60/40 mmHg,颈静脉怒张,双肺无干湿啰音,心尖搏动未扪及,心音遥远、低钝,心率146次/分,律齐,未及确切杂音,考虑患者发生 （ ）

A. 急性肺水肿 　　　　　B. 再梗死

C. 扩张型心肌病 　　　　D. 心源性休克

E. 急性心包填塞

13. 针对11题情况,为明确诊断,首先应安排的检查是 （ ）

A. 胸部急诊CT 　　　　　B. 心电图

C. 心脏三位片 　　　　　D. 心脏彩超

E. 心肌标志物

14. 经积极抢救治疗两周,患者病情稳定拟出院。针对心衰需长期使用药物,为降低猝死及改善预后,在前述治疗的基础上,应该加用的药物是 （ ）

A. 利尿剂 　　　　　　　B. 强心剂

C. 戒酒 　　　　　　　　D. ACEI

E. β受体阻滞剂

15. 患者出院后长期药物治疗,并坚持心脏门诊随访,其治疗方案不包括

（ ）

A. 控制血压血糖 　　　　B. β受体阻滞剂

C. 他汀类 　　　　　　　D. 阿司匹林

E. 戒酒

（二）高血压 TBL 教学案例

第一部分:提前一周发给学生预习的教学病例资料

高血压 TBL 教学
主讲:曾静副教授

学习目标:

1. 熟悉高血压的发病机制和病理生理特点。
2. 掌握高血压临床表现、诊断和危险分层。
3. 掌握高血压和晕厥等常见心血管症状的鉴别诊断。
4. 能够系统全面、手法规范地完成心血管疾病的病史采集和体格检查。
5. 掌握高血压治疗的常用药物和治疗原则。
6. 熟悉高血压的并发症、预后评估和二级预防。

病例:

病史:

患者,男性,50 岁,因"发现血压增高 6 年,发作性晕厥 3 年"入院。

患者 6 年前外院体检发现血压升高,诊断为"高血压病",最高血压 195/95 mmHg,长期自行服用"倍他乐克 12.5 mg bid",血压控制欠佳、易波动,血压高时伴头昏不适。3 年来,患者反复突发胸闷、心悸,偶伴头痛、面色苍白、大汗、恶心,严重可致黑矇和晕厥,多持续数分钟后自行缓解。某次胸闷发作时,患者于外院心电图提示(如下图),脉搏 76 次/分,发作时血压为 195/95 mmHg,症状缓解后 ECG 恢复正常。外院根据心电图给予"倍他乐克,胺碘酮"口服,其后患者心悸症状仍反复发作;经反复追询病史,发现患者的心悸胸闷发作多于排尿后数分钟内发生。为求进一步诊治,收入我院。

患病以来,精神食欲睡眠可,二便如常,体重无明显增减。

既往史:平素健康状况一般,否认外伤意外事故史,否认肝炎、结核及其他传染病史,常规预防接种,否认药物食物过敏史,无输血史。血糖血脂情况不详。

个人史:出生、生长未及特殊,无地方病疫区居留史,否认冶游史,常年吸烟,10余支/日,未戒。无酗酒史。

婚姻史:配偶 46 岁,血压偏高,未治疗。

家族史:父母早年亡故,死因、年龄不详,高血压家族史不明。其余家族子女体健无特殊。

查体:

T 36.5 ℃,P 3 次/分,R 20 次/分,BP 152/75 mmHg。身高 170 cm,体重

75 kg。头颈双肺,腹均未及特殊。未及发绀杵状指,未及颈静脉怒张,肝颈征阴性,心界不大,心音律齐有力,各瓣膜区未及杂音,未及周围血管征,双下肢不肿。神经系统(一),生殖系统未查。

辅助检查:

· 生化:FPG 6.45 mmol/L,TG 2.03 mmol/L(正常参考值:0.56~1.90 mmol/L),TC 5.64 mmol/L(正常参考值:3.0~5.7 mmol/L),LDL 3.57 m mol/L(正常参考值:3.6 mmol/L),HDL‐C 1.1 mmol/L(正常参考值:1.0 mmol/L)。

· 发作时心电图,参见下图:

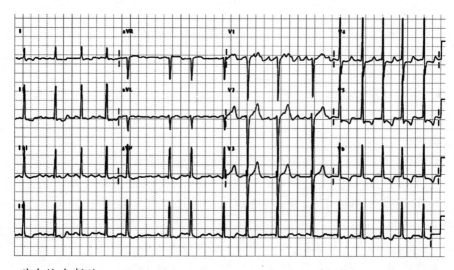

其余检查暂缺

重要指标中英文对照及解释:

CCB	钙通道阻滞剂
ARB	血管紧张素受体拮抗剂
ACEI	血管紧张素转换酶抑制剂
AF	心房纤颤
RAAS	肾素‐血管紧张素‐醛固酮系统
BMI	体重指数
VF	室颤
OSAS	阻塞性睡眠呼吸暂停综合征

参考资料:

1. 王吉耀,《内科学》,人民卫生出版社,第2版,2011年. 高血压相关章节

2. Braunwald's *Heart Disease* 7th ed.

3. www. uptodate. com,高血压相关专题

4. Braunwald's Heart Disease：A Textbook of Cardiovascular Medicine,2 - Volume Set,10th edition

5. 中国高血压防治指南修订委员会,《中国高血压防治指南(2010 修订版)》,中华高血压杂志,2011,19,701 - 743

第二部分:个人测试练习题(课堂开始授课前完成)

高血压TBL个人测试

主讲:曾静副教授

姓名　　班级　　分数

(选择题:选择一项最佳答案)

1. 原发性高血压病人最主要的病理特征是　　　　　　　　　(　)

A. 小动脉病变　　　　　　　　B. 细小动脉硬化

C. 动脉中层硬化　　　　　　　D. 大动脉炎症

E. 主动脉及其分支的粥样硬化

2. 关于原发性高血压的病因发病机制说法欠妥的是　　　　　(　)

A. 同交感神经活动亢进有关

B. RAAS激活促进血压增高

C. 水钠潴留

D. 血管重构是重要的结构基础

E. 胰岛素抵抗导致靶细胞对胰岛素反应性增高

3. 关于高血压流行病学说法有误的是　　　　　　　　　　　(　)

A. 患病率北方高于南方

B. 更年期前女性患病率高于男性患病率

C. 患病率岁年龄增加呈上升趋势

D. 原发性高血压为主

E. 治疗率和控制率城市高于农村

4. 关于诊室血压测量说法欠妥的是　　　　　　　　　　　　(　)

A. 要求受试者坐位安静休息状态下开始测量

B. 使用规范的水银柱血压计

C. 上臂应位于心脏水平位置

D. 以柯氏第 1 音和第 5 音确定收缩压和舒张压

E. 连续测量两次,若两次差别>15 mmHg,应再次测量

119

5. 根据 2010 年高血压诊治指南,高血压定义正确的是　　　　　(　　)

A. 收缩压≥120 mmHg 和舒张压≥80 mmHg

B. 收缩压≥130 mmHg 和舒张压≥85 mmHg

C. 收缩压≥140 mmHg 和舒张压≥90 mmHg

D. 收缩压≥140 mmHg 和(或)舒张压≥90 mmHg

E. 收缩压＞140 mmHg 和(或)舒张压＞90 mmHg

6. 高血压危险分层因素不包括　　　　　　　　　　　　　　(　　)

A. 是原发/继发高血压

B. 靶器官损害

C. 有无危险因素

D. 合并临床并发症

E. 糖尿病

7. 继发高血压中最为常见的病因是　　　　　　　　　　　　(　　)

A. 肾实质性高血压

B. 肾血管性高血压

C. 原发性醛固酮增多症

D. 嗜铬细胞瘤

E. OSAS

8. 下列因素对患者预后影响最小的是　　　　　　　　　　　(　　)

A. 糖尿病病史 10 年

B. 吸烟 40 年,20 余支/日,未戒

C. 颈动脉彩超提示粥样硬化斑块

D. 饮酒 20 年,每日 20 ml 白酒,未戒

E. 白蛋白/肌酐比值为 35 mg/g

9. 高血压非药物治疗措施提法有误的是　　　　　　　　　　(　　)

A. 戒烟　　　　　　　　　　B. 控制体重

C. 限制钠钾摄入　　　　　　D. 适当运动

E. 保持心理健康

10. 基本的 5 类降压药物,不包括的是　　　　　　　　　　(　　)

A. ACEI　　　　　　　　　　B. β受体阻滞剂

C. CCB　　　　　　　　　　D. α受体阻滞剂

E. ARB

11. 关于利尿剂的合理使用,正确提法是　　　　　　　　　　(　　)

A. 各种利尿剂都会导致低钾血症

B. 使用大剂量利尿剂更为合理

C. 优先用于痛风、糖尿病患者

D. 可与 CCB 联用

E. 可激活 RAAS,并降低 ACEI 类的降压效果

12. 我国高血压病引起的死亡的原因,最常见的是 （　　）

A. 心力衰竭　　　　　　　　　B. 脑血管意外

C. 肾功能损害　　　　　　　　D. 高血压危象

E. 伴发冠心病

13. 下列降压治疗提法较合理的是 （　　）

A. 老年性高血压强调和缓降压,降压目标可在≤150/90 mmHg

B. 合并冠心病的高血压应将血压控制≤150/90 mmHg,避免血压过低

C. 合并肾脏损害的高血压优先使用噻嗪类利尿剂积极减少蛋白尿

D. 合并糖尿病的高血压宜优先采用利尿剂

E. 合并心力衰竭、水肿明显的患者应优先使用 β 受体阻滞剂

14. 恶性高血压和急进型高血压的区别在于 （　　）

A. 高血压病程进展快慢　　　　B. 是否合并靶器官损害

C. 脑功能障碍程度　　　　　　D. 眼底病变程度

E. 肾功能损害程度

15. 高血压危象的说法正确的是 （　　）

A. 以收缩压急剧升高为标志

B. 分为缓进型和急进型两类

C. 以脑功能障碍程度分为两种类型

D. 有无靶器官损害均需入院

E. 可口服降压治疗

16. 肾源性高血压和高血压并导致肾功能不全主要的鉴别要点在于 （　　）

A. 病史特点及其演变　　　　　B. 蛋白尿血尿情况

C. 血压升高程度　　　　　　　D. 眼底病变程度

E. 肾功能损害程度

17. 不适用 ACEI 类降压药的情况是 （　　）

A. 妊娠高血压　　　　　　　　B. 心肌梗死

C. 心力衰竭　　　　　　　　　D. 肾功能不全

E. 左心室肥厚

18. 下列降压药物联合应用不合理的是 （　　）

A. ACEI＋CCB　　　　　　　　B. CCB＋β 受体阻滞剂

C. 利尿剂＋ACEI　　　　　　　D. ARB＋CCB

E. β受体阻滞剂＋ACEI类

19. 难治性高血压的常见原因不包括 （　　）

A. 利尿剂治疗不充分　　　　　　B. 妊娠

C. 患者依从性不好　　　　　　　D. 单纯性诊所高血压

E. 容量负荷过重

20. 高血压伴蛛网膜下隙出血,血压 200/130 mmHg,首选降压治疗为（　　）

A. 硝普钠　　　　　　　　　　　B. 拉贝洛尔

C. 尼莫地平　　　　　　　　　　D. 硝酸甘油

E. 硝苯地平

第三部分:小组练习测试题

高血压 TBL 小组练习

主讲:曾静副教授

姓名　　　组号　　　分数

(选择题:选择一项最佳答案)

(第 1～3 题共用题干)

男性患者,65 岁。有高血压病史 10 年,平时测血压 150/105 mmHg 左右,血糖在正常范围之内,肾功能正常,拟给予降压治疗,请问:

1. 该患者降压的目标值是 （　　）

A. 150/90 mmHg　　　　　　　　B. 135/85 mmHg

C. 140/90 mmHg　　　　　　　　D. 130/90 mmHg

E. 130/85 mmHg

2. 该患者需要注意改善生活方式,不应包括下列哪项 （　　）

A. 限制钠盐　　　　　　　　　　B. 限制钾盐

C. 戒烟　　　　　　　　　　　　D. 控制体重

E. 适当运动

3. 患者述及曾用某降压药物后明显颜面潮红且双踝水肿,该药物最可能是

（　　）

A. β受体阻滞剂　　　　　　　　B. 利尿剂

C. ACEI　　　　　　　　　　　　D. CCB

E. α受体阻滞剂

（第4～8题共用题干）

男性患者34岁,2周前开始反复发作性头晕、面色苍白、大汗淋漓及心慌。发作时,测量血压可达220/130 mmHg,持续时间十几分钟到半小时。缓解期病人血压基本正常。

4. 最可能的诊断是　　　　　　　　　　　　　　　　　　　　　　（　　）

A. 原发性高血压　　　　　　　　　B. 原发性醛固酮增多症

C. 嗜铬细胞瘤　　　　　　　　　　D. 主动脉缩窄

E. 肾动脉狭窄

5. 为明确诊断,最应该做的检查是　　　　　　　　　　　　　　　　（　　）

A. 动态血压监测　　　　　　　　　B. 24小时尿肾上腺素和去甲肾上腺素

C. 肾功能　　　　　　　　　　　　D. 24小时尿皮质醇

E. 甲状腺功能

6. 下列哪种药理试验不用于协助本病的鉴别诊断　　　　　　　　　　（　　）

A. 冷加压试验　　　　　　　　　　B. 胰高糖素激发试验

C. 酚妥拉明试验　　　　　　　　　D. 卡托普利试验

E. 可乐定试验

7. 本病定性诊断成立后,进一步最重要的检查是　　　　　　　　　　（　　）

A. 心脏彩超　　　　　　　　　　　B. 冠状动脉造影

C. 肾上腺CT　　　　　　　　　　　D. 血尿电解质

E. 肾上腺静脉插管采血

8. 本病诊断确立后,下列哪项不用于本病的首选治疗　　　　　　　　（　　）

A. 酚妥拉明　　　　　　　　　　　B. 哌唑嗪

C. 乌拉地尔　　　　　　　　　　　D. 普萘洛尔

E. 压宁定

（第9～12题共用题干）

77岁女性患者,高血压病史15年。活动后气促、心悸4年,伴间歇双下肢水肿,3天前再次突发心悸、心慌不适,无黑矇及晕厥,无端坐呼吸等。查体:BP 160/110 mmHg。心尖搏动左下移位,心率156次/分,心律不齐,心音强弱不等,心尖区柔和吹风样收缩期杂音。双肺无干湿啰音,双下肢轻度水肿。

9. 结合危险分层,患者诊断考虑　　　　　　　　　　　　　　　　　（　　）

A. 原发性高血压　2级　中危

B. 原发性高血压　3级　高危

C. 原发性高血压　2级　高危

D. 原发性高血压　3级　极高危

E. 原发性高血压 2级 极高危

10. 患者心律不齐的病因是 （ ）

A. 频发室早 B. 心房扑动

C. 心房纤颤 D. 室上性心动过速

E. 室性心动过速

11. 针对这种心律失常,目前可以考虑的治疗不包括 （ ）

A. 口服阿司匹林 B. 口服华法林

C. 口服达比加群酯 D. 控制心室率

E. 紧急电复律

12. 病人入院后血压控制良好,突然出现右侧肢体无力 1 天,则最可能是

（ ）

A. 利尿剂使用后低钾导致肌无力

B. 高血压致 TIA 发作

C. 脑出血

D. 附壁血栓脱落伴脑栓塞

E. 高血压脑病

(第 13～15 题共用题干)

71 岁男性患者,高血压病史 10 年,病人近期感觉活动后气促、胸闷伴下肢水肿,不伴胸痛,无夜间阵发呼吸困难及端坐呼吸,平时服用倍他洛克 25 mg bid,卡托普利 25 mg tid 治疗。查体:血压 160/100 mmHg,心率 94 次/分,心律齐,心脏稍大,无明显的杂音,主动脉瓣区第二心音增强,双肺无干湿啰音,双下肢中度水肿。心电图提示窦性心律,左室肥厚伴劳损。

13. 为控制患者的血压并缓解病人的症状,调整降压药物应优先选择的是

（ ）

A. 长效钙通道阻滞剂

B. 倍他洛克加量至 25 mg tid

C. 氢氯噻嗪 12.5 mg 每天

D. 继续服用 AC

E. I 并加量 E 哌唑嗪 1 mg tid

14. 明确诊断指导治疗,必要性最小的检查是 （ ）

A. 小便常规 B. 生化肝肾功能

C. 心脏三位片 D. 心脏彩超检查

E. 24 小时动态心电图

15. 患者心脏彩超检查证实左室增大,室壁肥厚,为改善左室重构,治疗上应( )

A. CCB

B. 倍他洛克加量至 25 mg tid

C. 倍他洛克减量致 25 mg qd

D. 继续服用 AC

E. I 并加量 E 哌唑嗪 1 mg tid

第四部分:应用性练习题

高血压 TBL 应用性练习

主讲:曾静副教授

姓名　　班级　　分数

(选择题,请选择你认为的最佳答案)

根据本教学案例所给患者资料,请答题

1. 患者发作心电图考虑为 ( )

A. 窦性心律不齐　　　　B. 窦性心动过速

C. 心房纤颤　　　　　　D. 心房扑动

E. 室速

2. 该患者反复晕厥,最可能的原因是 ( )

A. 心律失常

B. 短暂性脑缺血发作

C. 排尿性晕厥

D. 体位性低血压

E. 附壁血栓脱落致脑梗死

3. 为初步控制血压,下列哪种组合最合适 ( )

A. ACEI+ARB

B. α受体阻滞剂+利尿剂

C. CCB+利尿剂

D. ARB+利尿剂

E. β受体阻滞剂+CCB

4. 为明确患者诊断,下列哪项检查必要性最小 ( )

A. 肾血管彩超　　　　　B. 心脏彩超

C. 心脏核素显影　　　　D. 24 小时尿儿茶酚胺

E. 24 小时尿皮质醇

5. 患者确定为原发性高血压,危险分层时,下列哪项价值较小 　　　(　)

A. 男性 50 岁　　　　　　　　B. 高脂血症

C. 血糖波动　　　　　　　　　D. 肥胖,BMI 增高

E. 其妻血压高

6. 本例患者诊断为 　　　　　　　　　　　　　　　　　　　　(　)

A. 原发性高血压　2 级　高危

B. 原发性高血压　2 级　极高危

C. 原发性高血压　3 级　高危

D. 原发性高血压　3 级　极高危

E. 高血压危象　急进型

7. 除降压治疗外,血脂调控方案最合适的处理是 　　　　　　　(　)

A. 血脂基本正常无需处理

B. 单纯治疗性生活方式调控

C. 加用他汀类调控

D. 加用贝特类调控

E. 加用中成降脂药物

8. 除降压治疗外,血糖调控方案最合适的处理是 　　　　　　　(　)

A. 血糖基本正常无需处理

B. 单纯治疗性生活方式调控

C. OGTT 试验

D. 加用二甲双胍

E. 加用磺脲类

患者入院 2 天后,住院期间突发撕裂样胸背部痛,伴大汗,心率 120 次/分,听诊颈部血管杂音,自行服用硝酸甘油疼痛未缓解。

9. 此时患者诊断最可能为 　　　　　　　　　　　　　　　　　(　)

A. 急性心肌梗死　　　　　　　B. 脑出血

C. 主动脉夹层　　　　　　　　D. 肺梗死

E. 高血压脑病

10. 此时患者最重要的治疗措施是 　　　　　　　　　　　　　(　)

A. 镇静止痛　　　　　　　　　B. 有效控制血压

C. 强心利尿　　　　　　　　　D. 静脉硝酸甘油

E. 给氧

11. 患者紧张,血压进行升高达 220/124 mmHg,此时降压宜选哪种药物?(　)

A. 硝普钠　　　B. 美托洛尔　　　C. 呋塞米　　　D. 氨氯地平　　　E. 氯沙坦

12. 为明确患者诊断,此时下列哪项检查最有必要　　　　　　　　( )

A. 心肌标志物　　　　　　　B. 心脏彩超

C. 冠脉 CT　　　　　　　　D. 即刻血儿茶酚胺

E. 心电图

13. 为患者行超声心动图检查最可能发现的异常是　　　　　　　( )

A. 升主动脉增宽,为 46 mm

B. 左房肿块影

C. 左室壁运动减弱,不协调

D. 主动脉瓣开放明显受限

E. 室间隔与左室后壁非对称肥厚

14. 此时为患者查体,除血压增高外,最可能发现的体征是　　　　( )

A. 左胸呼吸音降低,及胸膜摩擦音

B. S1 增强,心尖区舒张期隆隆样杂音

C. 主动脉瓣第二听诊区舒张期吹风样杂音

D. 主动脉瓣区收缩期喷射样杂音

E. 心音明显减弱,心尖区收缩期吹风样杂音

15. 如果怀疑的诊断得到证实,下一步最重要的治疗是　　　　　( )

A. 手术修补主动脉窦瘤　　　B. 药物治疗

C. 冠状动脉旁路移植术　　　D. Bentall 手术

E. 胸腔闭式引流

16. 患者经上述手术,更换人工机械瓣,则其术后最主要缺点是　　( )

A. 噪音大　　　　　　　　　B. 耐磨性差

C. 易变形　　　　　　　　　D. 易钙化

E. 需终生抗凝

17. 患者手术时须在体外循环施行前注射肝素抗凝,同时监测活化凝血时间

(ACT),正常可延长 80~120 秒,ACT 可到　　　　　　　　　( )

A. 120~240 秒　　　　　　B. 240~360 秒

C. 360~480 秒　　　　　　D. 480~600 秒

E. 600~720 秒

18. 体外循环结束后,需用什么中和体内多余的肝素　　　　　　( )

A. 止血芳酸　　　　　　　　B. 鱼精蛋白

C. 抑肽酶　　　　　　　　　D. 凝血酶

E. 甘露醇

19. 患者术后进入 ICU 留观,术后 24 小时内主要警惕的并发症是　　(　)

A. 发热　　　　　　　　　　B. 出血

C. 切口感染和裂开　　　　　D. 肺部感染

E. 瓣上血栓形成

20. 患者术后 2 周,突然出现左侧肢体偏瘫,最可能是　　　　　(　)

A. 术前存在血栓未彻底清除

B. 抗凝不够,出现血栓

C. 癫痫发作

D. 感染性心内膜炎伴赘生物形成

E. 高血压合并脑血管意外

附:大班中的团体学习法

(译自美国 Larry K. Michaelsen 的 *Team-Based Learning in Large Classes*)

一、研究背景概述

应用自主学习方法能带来积极的成效,而目前出版的成功例子都发生在人数为 20~40 的课堂中。那么,在人数超过 100 的课堂中,TBL 教学法(以及任何其他自主学习方法)是否能奏效呢? 答案绝对是肯定的。

大班带来的基本问题是学生的匿名性和被动性,这两个问题会使得学生态度消极并抑制学习。在小班中,教师一般都知道大部分学生的名字,而且班级成员和教师以及班级成员之间都经常互动。然而,随着课堂容量变大,个体的学生被淹没在茫茫人海中,越来越少的班级成员能够与教师或同学进行讨论。

在大班中由于缺乏社交互动,学生只跟学习材料打交道。因此,目前为解决大班相关问题所进行的研究,大多关注如何通过改变教师行为使学生的注意力集中在学习材料上。然而,没有几个教师有这样的创意和精力,能使学生长时间主动把注意力仅放在学习内容上。即使教师通过要求(以及监督)学生出勤,以保证学生至少听课,他也没办法保证学生在课前和课中积极学习材料。

与之相比,TBL 教学法着力于从社交结构上改变学习环境。因为大部分课堂时间用于小组作业,所以即使数百学生置身于一个教室,这种课堂互动模式都跟小班差不多。学生们:①有许多机会和其他同学以及教师互动;②有明确的课前准备和出席课堂的责任;③有动力为完成团队任务作贡献。实际上,通过保证大量学生为课堂做准备并且来上课,TBL 教学法的一些潜在的消极因素反而变成了有利条件。

故此,本节有 3 个主要目标:

(1) 讨论团队学习为什么以及如何能够消除大班带来的许多问题。

(2) 强调实施 TBL 教学法的数个关键点,这几点对于大班有独一无二的重要性。

(3) 以实际例子说明调整的重要性以及如何实现调整。

二、如何应对大班带来的问题

大约 20 年前,由于招生压力,我的一门课程人数从 40 人增加到了 120 人。根据我在小班教学中的经验,我相信小组活动和团队作业会是一个有效的策略,能使学生积极地学习应用概念而非只是简单地学习概念本身;所以我把大部分的课堂时间用于团队活动,而没有听从同事的建议把课程安排成一连串的授课。

在第一个学期中期,我的方法很明显奏效了,甚至获得了两个我始料未及的成果:第一,学生认为大班的设定利远大于弊(表 4-2:大班是否能成为一项优势?);第二,这种方法创造了几个能够提升学习的条件,而且这些条件适用于任何场景。

表 4-2 调查表

Can Large Classes Be an Asset?
Students in five classes ($n=605$) in which team learning was used were asked the question:

Which of the following most accurately describes the impact of the large size of the class on what you gained from taking this course?

They answered as follows:

1. It helped more than it hurt.	49%
2. It both helped and hurt (about equally).	18%
3. It did not make much difference.	24%
4. It hurt more than it helped.	7%
5. It hurt a great deal.	2%

应用 TBL 教学法的 5 个班级(605 名学生)被问到:以下哪项最能准确描述大班对你在这门课收获的影响? 结果为:①帮助大于损害 49%;②既有帮助又有损害(程度相当)18%;③没什么影响 24%;④损害大于帮助 7%;⑤损害很大 2%。

经过了 20 年,1 400 个学习小组的经验,我坚信成功实施团队教学法的要素几乎不受课堂大小影响。不管在大班还是小班,准备就绪保证流程(Readiness Assurance Process,个人测试——团队测试——申诉——教师反馈/投入)都能确保绝大多数学生会:①出席课堂;②为课堂团队任务进行个人准备,尤其是为大班的团队任务;③学习在很少甚至是没有教师指导的情况下有效工作。在小班当中,教师在场常常会遮盖掉无效指导的消极影响。大班教学虽然刚开始时遇到挫折，但是大班的设定实际上帮助我们更好地了解是什么影响有效学习团队的建设。有几个欠佳的教学流程和收效甚微的作业在小班中似乎效果不错，但当用到了100多人的大班中，它们就带来了无法忽视的不满。

经过长期实践，我明白要成功在大班中实施 TBL 教学法有两个必不可少的关键；另外，还有两个催化剂可以显著提升团队内以及班级内积极的"化学反应"。

三、实施关键之一：适应物理环境

多数情况下，一个容得下大班的教室都配有固定的竞技场风格式座位（即圆形或椭圆形的阶梯式座位）。所以，适应物理环境大体包括 4 个方面的内容：①给团队提供空间，让这个空间成为团队成员的"家"；②保证团队成员能够并且愿意安排自己的位置，以便于工作时彼此进行眼神交流；③为学生和教师提供通道，让他们能接触到每个团队；④在整个课堂讨论过程中，控制好噪音级别。

1. 提供团队空间

在大班设定中，给每支队伍提供一个固定的活动空间是很重要的，主要有以下三个原因：①有助于维持表面的秩序，否则就学生们在传统课堂上课的情况来看，这种课堂很可能会看起来混乱无序；②拥有团队之"家"有利于形成团队的认同感；③活动范围固定使得团队可以有时间逐渐克服空间的内在局限性（比如：座位摆设、难以看见和/或听见等）。

为新组合的团队打造一个"家"，最常见的方法就是张贴一张座位图或座位表，以此展示每支队伍被分配的位置。还有一个有效的方法，仅仅需要让团队成员们聚集在预先放好的、有编号的标记周围（比如：布旗、氢气球）。

2. 保证眼神交流

保证成员间的眼神交流非常重要。实际上，管理团队发展进程最可靠的办法，就是观察有多少成员会主动调整自己的位置，以便彼此之间能进行眼神交流。如果成员们没有注意到有个成员坐在团队之外，其中暗含的信息则是他们不需要或不想要这个成员的投入。还有，如果教师没能让团队成员注意到这个潜在问题，最终会引起成员的不满：不管是那些被忽略的团队成员，还是那些不小心忽视他人的成员。

那些坚定自信的学生会倾向于负责团队各项事宜，他们经常会坐在接近团队中心的位置，这让那些相对安静的成员很难为团队效力。所以，帮助学生学会利用自己的位置去促进全程参与是很重要的。

在团队工作中，保证团队能够养成眼神交流的习惯，有两个步骤。第一步也是最重要的一步，给他们足够的空间，让尽可能多的成员能为团队做贡献（即尽可能坐在一张小圆桌周围)。如若在竞技场式教室,教师们则可以这样安排座位,让坐在同一排的团队成员可以转身面对坐在其身后的其他成员。第二步是保证学生们能理解眼神交流的重要性。我的方法是让学生们在团队内部调整位置,这样一来,他们在做第二次和第三次预习评估测试(Readiness Assessment Test,RAT)时,就能够体会到中间和周围座位的不同。比如在做第二次 RAT 测试时,团队评估阶段刚开始 2~3 分钟,我就会中途打断,"我注意到几乎每个人都坐在你们进行第一次RAT 测试时的位置(他们通常都这样)。这次我想让每个人都站起来,在团队内部往右边移动 2 个位置。"

尽管过程看起来简单,影响却很深远。经过一次这样的打断,大多数队伍都能较好地保证成员间的眼神交流。如果还是有相当一部分团队没能成功管理团队空间,我会在他们进行第三次 RAT 测试时继续移动位置,只是这次我让每个人都往左边移动 2 个位置。如果大多数队伍都做得不错,我会重点关注那些需要帮助的团队,让他们反复移动位置,直到他们领会其中的道理为止。

3. 提供通道

教师需要巡视团队的通道,这有利于教师旁听团队谈论,以使他们能够了解团队什么时候需要哪种知识技能的灌输。团队也需要通道,这样他们能够取回和上交与团队任务相关的各种材料。

在很多情况下,团队工作时,他们的座位都能够相隔较远,以留出通道。如若不然,我会建议在团队之间空出几排或一些座位。如果教室本身不能自动提供通道,也不能挪出几排位置,最好的办法是让学生们意识到这种情况,并在课上给团队们一些时间,让他们彼此合作来共同解决这个问题。

4. 控制噪音

噪音有好坏之分。当学生们在完成课堂团队任务时,高强度的噪音其实是有益的。其他队伍的声音能提醒团队成员继续完成任务。另外,噪音也能推动团队发展,因为它迫使团队成员真正像一个队伍在活动(比如:靠得更亲密和听得更专心)。从另外一方面来说,当教师想要全部同学参与课堂讨论时,即便噪音强度再低,都是破坏性的。如果学生们没法听到,他们就无法学到任何东西。所以,要想大班上课有效率,教师们必须想办法把学生们从"噪音是必需的"的模式调成"听讲时间到了"的模式。

在大班,管理噪音的关键是锻炼学生从团队讨论的模式转换到课堂讨论的模式,这大致包含两个步骤:第一,教师必须提供信号(比如举起一只手并让全班同学跟着做、吹哨子、调暗灯光等)以告知学生停下团队讨论;第二,不管要花多长时间,教师必须等到学生完全安静下来,再开始讲话。在一些比较大的教室中,有时教师需要重复同学的发言,或者用到便携式的麦克风,以便团队间可以轮流发言。

四、实施关键之二：管理课堂运作

在大班实施团队学习计划需要有效处理 5 个方面，包括：分发和收集材料、调整团队工作的速度、及时反馈 RAT 测试的结果、布置应用型的任务和测试、反馈团队讨论作为一种完成脑力劳动的手段所拥有的价值。

1. 分发和收集材料

若实施团队学习计划，每次 RAT 测试和大多数的课堂活动都要求分发材料和收集学生的工作成果。在小班里，教师可以很容易把材料分发完而基本不用损失课堂时间。但是在大班，如果继续使用相同的方法，就会消耗大量的课堂时间，也会显示出学生大班上课的缺点。

有一个很简单但很有效的办法可以大大减少处理材料的时间——使用团队文件夹。虽然这要求在上课前花上几分钟，把整套材料放在团队文件夹里面，但效果却非常好。在一些非常大的班级（比如有 200 多个人），你可以用很短的时间把文件夹发给每个团队；与此同时，各小组会在成员间分发材料。团队文件夹在管理 RAT 测试时非常有益。在每次 RAT 测试中，我共使用 5 次文件夹：第一次，下发含有试卷和答题纸的文件夹；第二次，各团队收集各人的答题纸，装进文件夹，并把文件夹带到课室前面，换取一张团队答题纸；第三次，当学生在进行团队 RAT 测试时，我把个人答题纸从文件夹中拿出来，通过打分器打分再马上将其放回文件夹中；第四步，当各团队完成 RAT 测试，他们可以查看答题卷，并取回文件夹，分发已经打完分的个人答题卷；第五步，各团队就测试问完问题，我也已经讲解过一些难解的问题，在此之后，让学生把问卷和答题纸装进文件夹并上交。

2. 调整团队工作速度

对于应用任何自主学习法来说，调整学生工作速度都是最难的挑战之一，因为学生们可能进度不一。在团队基础性学习中，这种潜在问题在大体上能得到解决，因为学生们在团队内部会互相帮助，所以没有人会落后。然而新挑战就是，需要找到方法来调整不同团队间工作速度的正常差异。班级越大，挑战也就越大。

调整团队速度最好的办法是给学生一个完成工作的期限，这个期限必须是清楚的、详细的，但也是灵活的。最有效的策略就是设定一个你认为会略短于团队所需要时间的最后期限、旁听团队（这样一来，你就能评估他们是如何进展的）、再调整最后期限。另外一个有用的策略即采用"五分钟（或其他时间长度）规则"，即用较快团队的工作速度来给较慢团队设置最后期限。我在个人和团队 RAT 测试中都会运用这个规则，我会对个团队说，"一上交完个人答题纸的文件夹，你们就可以开始团队测试，当＿＿队伍（大约是团队总数的 1/3）完成测试，剩余队伍要在 5 分钟内完成"。如果有机会，我会在上课伊始就布置团队任务，这样慢的队伍有机会先行一步;或接近下课时才给各团队安排任务,这样快的队伍如果已经完成任务,就可以先行离开。

3. 反馈 RAT 测试结果

要在大班内有效地实施团队学习计划,一个关键是提供与内容相关的反馈,而且反馈必须是及时、频繁和有差别性的(即反馈必须让学员们能清楚地分辨他们选择的好坏)。这种反馈对学习和记忆来说都非常必要,它可以让每支队伍把自己的工作成果跟其他相似队伍进行比较,这点对于发展自我管理型团队至关重要。

及时反馈 RAT 测试结果最容易的办法就是采用多项选择题进行测试,并且所用的答题卡要能够在班内使用便携式阅卷机进行打分。就算班内有几百个学生,教师也能在团队测试时对个人测试进行打分并及时提供反馈意见——通过让团队代表把答题纸放进机器进行打分或利用 IF-AT 答题纸(一种刮涂式答题纸,能使答题者马上知道所选答案是否正确,如下图),教师也能就团队测试结果及时提供反馈意见。团队间的比较是很简单的,只需要把各小组的成绩在投影仪或黑板上展示出来即可。

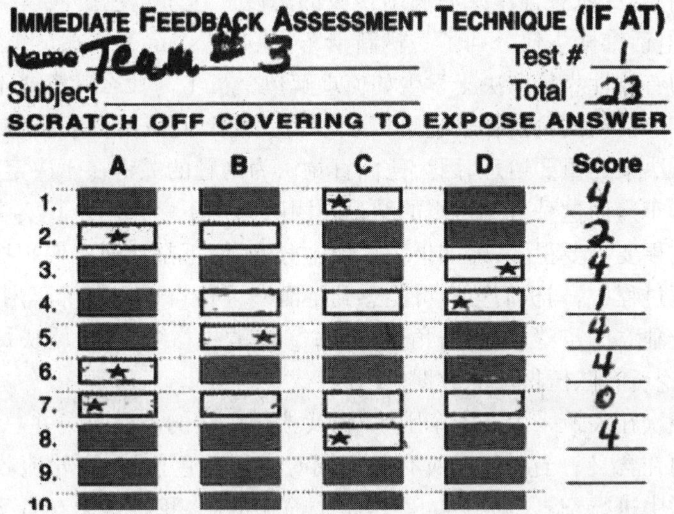

图 4-1　IF-AT 答题纸

选用合适的方式立即并有差别地反馈应用型任务结果,以便团队间的交叉比较,这是一个更具挑战性的任务,但也能完成。因为大班团队数目较多,关键在于创造一个高效的方式,让各小组能够展现成果。教师要找到合适的方法,让各小组能够简单地报告自己的成果,尽管其中经常涉及复杂的概念和信息。提出考查测试者决定的方法能大大帮助这个步骤顺利进行,但是教师还要想方法让各团队能同时报告决定。

关于简单地报告复杂的团队决策,这里有个很好的例子,它来自一个最近退休的同事,这位同事很多年来都在275～290人的金融管理课程内实施团队学习计划,此次任务是基于一个案例。他在RAT测试当天把案例布置给学生,保证学生们能够熟悉购买、出租和租赁间的利弊。在下节课刚开始的时候,班内大约有45支队伍,他给每支队伍都分发了一大张纸和一支大的马克笔。之后他让每支队伍扮演金融咨询团队,在35分钟内(一节课70分钟)讨论出该建议客户购买、出租还是租赁一个卡车队,并签订一个为期三年的合同。时间到,他会发出一个信号,让各小组把手中的纸举起来,每支队伍都在纸上写了他们的决定,并向其他队伍展示自己的决定。之后他把便携式麦克风传给作了不同选择的几支队伍,让他们说说想法,并让全班讨论影响决定的因素。

结果是,各小组都已经准备好,并积极地挑战彼此的观点,这位同事几乎没花什么力气就开展了一次激烈的课堂讨论。

让各小组同时报告是非常重要的。很多年来,我成功运用了一个叫做新卡车困境[1]的角色扮演方法去证明一个论点,那就是如果员工参与到对他们有影响的决策中,他们会更愿意合作并展现出积极的态度。这个角色扮演模拟了这样一个场景,一位电话维修主任分到了一辆新卡车,他必须决定怎样在员工中分配卡车。这个活动的有效性直接取决于学生如何理解单个员工为什么满意或不满意他所分配到的卡车。活动的价值在于它可以让学生发现个人情绪会蒙蔽他们,使他忽视管理团队决策的重要道理,因为他们直觉认为问题的关键在于决定本身(即谁得到了哪辆卡车),而这种直觉得出的结论在团队间是不一致的。其实决策的过程比起最后的结果要重要得多(即如果主任做主分配,而不是让司机们积极参与到卡车分配的决策过程中,司机们更有可能感到不满)。所以,运用新卡车困境,学生要完成以下3个独立的步骤:①参与角色扮演;②收集并总结数据,反映每支队伍内的情况;③讨论所有队伍得出的数据的内涵。

我第一次在大班采用新卡车困境时,我按照以往的流程收集并总结结果,然后讨论数据内在含义。当时我让所有队伍同时进行角色扮演,再轮流收集结果并在投影的一栏中进行纪录(见图4-2,这是个简化的图,我经常用在有6个队伍的情况中)。

---

①　在这个角色扮演中,每组有7个人,包括1个电话维修主任、5个员工和1个观察员。作为电话维修员的员工需要驾驶卡车到各处进行工作,因此当主任分配到一辆新卡车,需要重新在员工当中进行卡车分配。各个员工的年龄、年资、目前所使用的卡车质量均不同,因而下图中相似的分配结果对他们的满意度影响不同。每个员工扮演者都会获得一份角色描述,里面含有可用作争取新卡车理由的信息。而主任扮演者的角色描述当中注明了员工们因他过去的决定产生的不满情绪的情况,并提到"要不偏不倚,把决定权交给员工。"而观察员则记录主任的管理风格和有效性等信息,并在角色扮演结束后跟组员分享。

New Truck Assignments to Drivers

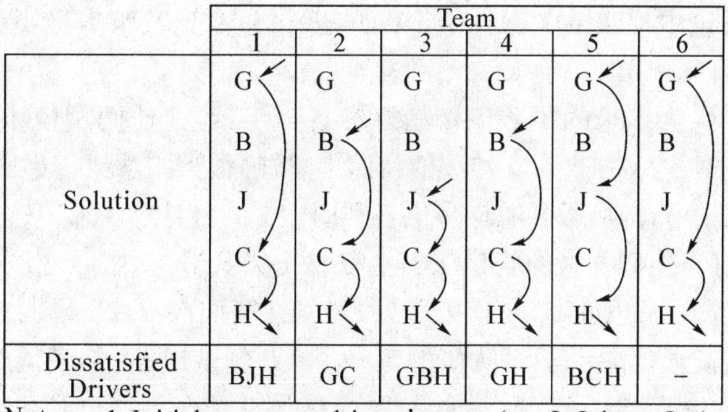

	Team					
	1	2	3	4	5	6
Solution	G	G	G	G	G	G
	B	B	B	B	B	B
	J	J	J	J	J	J
	C	C	C	C	C	C
	H	H	H	H	H	H
Dissatisfied Drivers	BJH	GC	GBH	GH	BCH	–

Notes: 1. Initials represent drivers' names (e.g.J=John or Jan)
2. Arrows show truck moves:
G ↗ =driver receiving new or different truck
H ↘ =old truck discarded

图 4－2 新卡车困境分配图

Team：队伍   solution：解决方案   dissatisfied drivers：不满意的司机

备注：1. 大写字母代表司机的名字（比如 J 是 John 或 Jan 的缩写）

2. 箭头代表卡车的移动：箭头指向谁就代表谁接受到一辆新的或不同的
卡车；箭头从谁哪里指出来，就代表谁遗弃了一辆旧卡车。

尽管学生们都很积极地参与角色扮演，接下来的数据收集过程却几乎是场灾难。因为我面对的不只 6 支队伍，而是 20 支队伍，所以轮流报告产生了 2 个消极后果，加起来它们完全毁掉了整个实验的价值。消极结果一：各小组反复报告很无聊，学生们都无法保持安静，我和班内其他同学都很难听清楚各小组的报告。消极结果二：报告很长，我们没有时间去讨论报告内容的内涵，所以，这种做法必须要改变。

下次，我仍然让各支队伍同时进行角色扮演，但我改变了他们作报告的方式。这次我让所有队伍把结果同时写在一张纸条上，纸条上有上图中的所包含的数据选项，纸条要足够大，让每支队伍的决定都能被整个班级看到。接下来，我让他们把结果带到教室前面，按照他们的决定（即哪个司机可以收到新卡车），我把纸条分组粘贴到墙上。随后我会以这样一个问题开始班级讨论，"有谁有任何问题想要问任何小组的吗?"

这两次运用角色扮演的效果反差展示了同时报告的两个重要价值：第一，因为所有队伍同时报告，所以留有很多时间进行课堂讨论；第二，通过这样一个角色扮演的舞台，比起小班级来，大班的讨论会更加丰富。有了 20 个而不止 6 个的例子，就会产生很多反直觉的结果。第三，因为纸条彼此独立，我会把对比性较大的结果一同排列，以便让学生们发现决策本身（即哪个司机会得到哪辆卡车）很少或几乎不影响司机的满意度。结果是,不用我督促,学生们自己提出了一系列的问题,得出了我想在讨论中提出的关键性结论(即决策的过程比决策本身要重要得多)。

4. 反馈团队价值

要想让学生为未来的团队工作做好准备,就需要让他们相信小组讨论是完成智力劳动的一种有效方式。在传统的授课中,教师很难向学生传递团队价值。但是如果实施团队学习计划,教师有许多机会利用学生的自身经历来传达这一点,且班级越大,效果越好。他们要做的就是在学生完成几次 RAT 测试后,报告并讨论个人和团队 RAT 测试的累积成绩,步骤如下(我经常在第四次 RAT 测试之后才使用):

(1) 通过投影仪展示下面队伍的累积 RAT 测试成绩:①最低个人得分;②平均个人得分;③最高个人得分;④团队得分;⑤团队成员最高分和团队得分之差(下图 4-3 来自我最近教授一门课程的例子)。

Readiness Assessment Test Scores

(Cumulative scores after 4 RATs)

Team #	Individual Member Scores:			Team Score	Team Gain over BEST Member
	Low	Average	High		
1	142	169	188	204	16
2	126	154	168	201	33
3	135	164	183	210	27
4	149	165	184	197	13
5	149	173	192	213	21
6	107	166	187	207	20
7	135	162	181	213	32
8	140	163	186	203	17
Average	135.4	164.5	183.6	206.0	22.4

12% higher than the BEST team member

图 4-3　RAT 成绩

Cumulative scores after 4 RATS:4 次 RAT 测试后的累积成绩

Team #:队伍序号

Individual Member Scores:个人得分

Low:低　Average:平均　High:高

Team Score:团队得分

Team Gain over BEST Member:团队得分与最高个人得分的差

12% higher than the BEST team member:平均团队得分高出平均最高个人得分

12 个百分点

(2) 通过这样的方式开始,"我已经看过你们 RAT 测试的数据,我想到这时,你们会有兴趣看看,在整体上各支队伍的表现如何"。

(3) 展示幻灯片,一行行地简单介绍上面数字的意义,例如,"第一支队伍的累积最低个人得分是 142 分,平均个人得分是 169 分,最高个人得分是 188 分,团队总分是 204 分,比最高个人得分高出 16 分"(纵观以往,超过 99% 的团队成绩都会比最高个人得分高,详见 Michaelsen,Watson,&Black,1989。而且在之前的例子中可以看出,全班最低团队得分通常会高于全班最高个人得分。)

(4)在给学生几分钟消化数据以后,我通常会就团队价值主题组织一次热烈的讨论,我会简单地问他们:"你们觉得在这里最重要的是什么?"

大多数学生都会发现自己的团队得分比任何一个成员的个人得分都要高,但很少能注意到这个结果的普遍性,或很少会彻底想清楚这些得分对比所代表的团队价值。更进一步来说,这个活动的影响直接随着班级规模的扩大而扩大,因为每支队伍都是一个具体的、有意义的例子,都在展现着完成智力劳动的团队合作的价值。

五、实施催化剂之一:延长课堂时间

如果在50分钟的课堂中使用 TBL 教学法,构建积极的团队和激发班级内的"化学反应"会变得更艰难,其原因有二。一是由于时间短且不能灵活控制,学生可能会觉得教师不善于利用课堂时间。比如,要在50分钟课堂中进行 RAT,其中一个解决方法就是缩短测试时间。然而,即使缩短测试时间,进行其他活动的时间也所剩无几。而如果各个小组快速结束任务,纠正指导的空间也不大。另一个原因则是,时间受限常常会使教师被迫调整团队作业的内容,从而损害课堂活动的有效性。再举个例子,要在50分钟课堂内进行 RAT 的另一个可行方法是将测试的各个部分分散到几堂课中。这种方法的缺点是大大降低了个人测试分数和团队测试分数对比的效用,因为学生有机会在两次测试间进行学习。

1. 高效利用课堂时间

大多数学生虽然对大班期望不大,但也愿意一试。可惜,由于以下两个因素,他们的耐心有限:一是新组建的团队一般效率低下;另一点则是由于他们习惯于教师主导的课堂环境,二三十个小组同时运作可能会使课堂看起来很混乱。因此,快速建立积极的团队和激发课堂内的"化学反应"有可能消除他们的疑虑并激发他们的热情。

不幸的是,由于短课时的课堂开端和结束效率低下,常常拖延团队建设的速度。课堂开始时的低效来源于每次团队会合都要先花上几分钟熟识组员以及他们的任务。短短50分钟的课时内,等到学生们互相能轻松交流并将注意力放到团队作业上,这一堂课已经快要结束了。而教师们为了让课堂能有时间剩余,被迫调整课堂作业的计划,因为如果课堂结束时他们没时间讲话,那么整堂课的价值就几乎全浪费了。这就导致了课堂结束时的低效。长课时仅仅通过降低问题发生的概率就能解决以上两个问题。

2. 灵活布置和管理课堂团队作业

长课时通过两个重要方面为设计和管理课堂团队作业提供灵活性。第一,教

师更容易把握"教学时机",因为在团队合作和紧接的课堂讨论环节中都必然出现这样的契机。当我执教长课时的时候,我会带上几个不同活动的材料去上课,然后根据课堂效果决定用哪一套材料以及使用的顺序。第二,因为 TBL 教学法能形成有效的自学小组,长课时使得教师可以安排难且复杂的作业。比如,在教授跟组织相关内容的时候,我发现学生印象最深的学习体会都来自于那些融合概念并耗时不少于两小时的团队测试。

六、实施催化剂之二:了解学生的名字

我发现叫出学生的名字有两个好处。第一,学生回应我的方式有变化。他们更愿意接近我问问题或提建议,而且更加宽容我的错误。第二,当我付出足够注意力去了解学生的名字,我能更好地判断学生的反应并从而优化我的教学法。

值得庆幸的是,虽然课堂人数多,但是团队学习过程中的两个特点能帮助教师完成了解学生名字这一任务:其一,团队本身和他们在班内所处的位置都能给初始记忆过程提供提示;其二,不同于面对一片学生授课,教师可以在旁听团队工作的过程中认识学生。我的同事也在大班中使用 TBL 教学法,他们当中的大多数都得益于以上两点。他们通过贴在卡片上的团队照片来进行初始记忆,并在巡视各团队工作时复习学生的名字。

七、结语

TBL 教学法能有效抵消大班的缺点。但是,要在所有场景中成功执行这一教学法,教师需要遵照一些关键要素,包括:

(1) 有意地组建多元的固定学习团队。

(2) 根据个人表现、团队表现、同学评价进行评分。

(3) 将大部分课堂时间用于小组活动。

(4) 应用 6 步教学流程。

当 TBL 教学法施行得宜,其创造的学习环境跟小班很相像。学生既不是被动的也能有名有姓。大部分课堂时间用于团队合作能确保学生负有责任,并得到及时的工作反馈。所以,绝大多数的学生就自然而然地主动参与到课堂社交和智力环节中。

此外,团队学习使我们跟教学内容以及学生的互动方式发生了积极的改变。多亏团队学习的过程促使学生课前准备并出席课堂,教学变得有趣得多,因为我们能跳过许多简单和基础的概念。而且,由于我们花许多时间聆听和观察,课室对我们而言也变成一个更加特别的地方。茫茫的一片面孔逐渐分解为具有真实人格、愿意并能够协助教学的学生个体。

第五章　TBL教学实施的效果评价

第一节　TBL教学在医学教育各阶段教学中的实践运用

医学教育改革要求新的教学模式着力调动学生主动学习的积极性、提高学生分析问题和解决问题的能力、培养学生的自学能力和终生学习的能力。TBL教学模式可较好地适应当今医学教育的需求,在国内医学教育中也渐渐引起了重视;已经有一些医学院校在基础和临床课程、见习和实习环节中开始引入TBL教学模式,例如中山大学中山医学院、第一临床学院、第二临床学院、第三临床学院等,郑州大学,四川大学华西医学中心,南京医科大学,首都医科大学,三峡大学第二临床医学院,兰州大学医学院等。

在学习欧美等地的医学院校TBL、PBL、CBL(Case-Based Learning)教学方法经验的基础上,根据2003年国际医学教育组织(Institute for International Medical Education,IIME)专家以全球医学教育的最基本要求,对中山大学医学生评估(基础知识和临床技能过硬,但信息管理能力与批判性思维能力有待加强)的结果,2009年,时任中山大学医学教务处处长的王庭槐教授等,在实地观摩学习美国印第安纳大学医学院TBL教学后,组织教学骨干研讨了中山大学TBL教学方案,并率先垂范,在其负责的国家级精品课程《生理学》课程的大班理论授课课堂上,在《生理学》课程中的泌尿系统和循环系统中尝试实践了TBL教学,逐步将授课对象扩展到临床医学专业和预防医学专业的同学。王教授根据每一届学生的反馈意见,逐步完善并优化了TBL教学设计与方案;至今已开展了9届教学实践,取得了良好的教学效果。课堂调查结果显示,90％以上的同学希望能在其他课程中开展类似的TBL教学改革尝试。

TBL最明显的特征之一,是可以在学生人数较多的情况下,在大班之中进行以小组为单位的小组教学;而小组教学是世界教育的一个趋势,也特别适合于中国国情。此外,TBL 教学模式不仅能促进学生将理论知识与临床实践相结合,还能培养学生的自主学习能力。若能妥善地处理好 TBL 教学模式在实施过程中遇到的问题并不断改革完善,将有助于教学观念的转变,促进学生的素质教育。因此,TBL 这种独具特点的教学模式,作为对现有多种教学模式的一种补充、完善和优化,必将在我国医学教育教学中有着广泛的应用前景。

目前,中山大学除了生理学,其他课程如局部解剖学、组织胚胎学、病理学、药理学等和临床医学课程如内科学、外科学、儿科学、麻醉学等也引入了 TBL 教学,并取得了较好的效果。我们研究发现,TBL 教学模式激发了同学们的学习兴趣,把学习的主动权还给了学生;并且通过学生之间互帮互助、互相督促,提高了学习效率,培养了同学们的团队合作精神和竞争意识。

南京医科大学的李晓楠老师等在儿科专业儿童保健学教学中开展了 TBL 教学,认为这种教学方式不仅能提高学生学习和运用知识的能力,而且能改变教师的教育理念。兰州大学医学院的景玉宏老师等在局部解剖学中引入 TBL 后,认为在我国采用 TBL 教学模式有一定的可行性和吸引力。天津医科大学的戴玉杰老师等在 7 年制病理生理学教学中采用 TBL 模式病例讨论课,发现能提高了学生学习的主动性和积极性,培养了学生灵活运用理论知识的能力;通过分析病例、逻辑推理、综合判断等环节,大大提高了临床专业学生的整体素质。

以下按照医学教育不同阶段、不同类型课程实施的情况,将 TBL 在国内几所医科院校部分课程的实践应用一一列举。

一、在医学专业基础课程中的实践应用

1. 中山大学中山医学院《人体解剖学》

(1)主要流程:中山医学院一年级护理康复系本科学生 98 人,随机分为 15 组,2 节实验课的 90 分钟,采用"PBL+TBL"混合教学法的主要步骤如下:①组建小组。学生按每 6～7 人划分为一学习小组,每组选出一个组长作为负责人。②课前准备。教师以教学大纲的要求为核心,在课前 1 周根据实验课程需要掌握的内容准备 15 个问题或病例,同时将教学目的和要求告知学生(如在学习泌尿生殖系统时,针对精子产生和排出的途径,提出以下问题:精子产生的部位是哪里? 精子排出需要经过哪些解剖结构? 有哪些结构是与尿液的排出途径相同的?)。学生通过教科书、图书馆、校园网,利用实验室开放条件,结合解剖学标本模型进行多途径的学习,每个小组负责 1 个问题或病例。③课堂上应用性练习。课堂上每个小组针对小组分配的问题展开讨论(5 分),教师对每一组进行点评,针对学生讨论中存在的问题进行补充(20 分)。④课堂上小组互访。各小组留下一名同学负责将本

组问题结合标本向来访的同学解释清楚,其余同学可自由交换到其他各组进行其他结构的观摩学习(60分)。⑤总结。最后由教师总结归纳本课程的重点内容(5分)。

(2)主要结果:99%的同学认为"PBL+TBL"的课堂教学效果好,学生主动学习的欲望更强烈,大部分同学讨论发言时能有的放矢,各组组员讨论热烈,小组间交流互访频繁。"PBL+TBL"的教学模式在一定程度上改善了实验教学中标本学习环节的教学效果。

(3)结论:"PBL+TBL"交互的教学模式值得在人体解剖学实验教学实践中推广。

2. 兰州大学医学院《局部解剖学》

(1)主要流程:提前给学生6个病案做准备;学生分6组,每组在课堂抽取一个病案作解答;讨论过程中要回答病案所附的问题,每个病案有4个主观试题,4个客观试题。课堂的测试与评分环节:①基本概念测评。讨论课前45分钟举行小型随堂笔试,在考卷上回答针对该部分内容的基本知识(占20%)。②标本操作测评。每次操作结束前30分钟,每个小组给其余小组介绍自己小组操作的内容;其余各组根据完成情况及内容熟悉程度打分(占30%)。③病案讨论测评。主观问答题根据各小组陈述、对问题回答的准确性与完整程度,参照教师对病案的分析,由指导教师和各组组长打分,最后计算平均分;客观试题根据正确答案直接给分(占50%)。

(2)评分依据:①结构是否充分暴露;②结构是否清楚;③境界是否明确;④讲解是否流畅;⑤病案讨论;⑥指导教师点评。在TBL讨论课最后30分钟,指导教师对所给的6份病案给予分析,并针对病案所给问题做出解答,对各组学生的讨论结果给予点评。

(3)主要结果:提示在局部解剖学教学中采用TBL教学法有利于提高学生学习兴趣及解决问题的能力,有利于动态评价学生的学习状态。

二、在医学专业课程中的实践应用

1. 中山大学附属第一医院《妇产科学》

(1)主要流程:

①学生的分组:把学生分成若干组,每6～10人一组,设组长1名,在分组时,尽量考虑学生的成绩、性别、个性特征、兴趣爱好、才能倾向等诸多方面的差异,达到组间同质、组内异质的理想状态,也就是小组间水平接近、小组内各成员保持合理的差异。

②课前准备:预先告知学生下堂课要学习的章节内容及将要讨论的病例

（根据教学要点及重点、难点内容给出病例），要求学生做好课前的预习工作和资料收集。

③课堂测试与讨论：在上课的最开始进行小测试，保证所有学生已经了解基本的理论知识；接下来进行讨论阶段，各小组的组长组织组员对病例进行组内讨论然后给出本组的答案（要求所有组员均应发言），其中 1 名组员负责记录，另派出 1 名代表（非组长）进行观点的阐述；然后各组间进行讨论、辩论，也可以向教师提出组员间无法解决的问题。

④教师总结：最后由教师由病例入手，总结本章节的重点和难点，特别是刚刚课堂上讨论激烈的问题，并回答学生的问题；教师根据课程要求和各小组展示成果的情况，总结合作学习的效果、学习成果的闪光点、有待完善之处以及从中得到的启示等。

（2）评分依据：第一部分是教师对学生的评价，课前的资格测验、组内讨论阶段参与情况、全班阐述阶段的表现及课后的考核都作为衡量的标准；第二部分是学生对本堂课的评价，包括知识的掌握情况、是否喜欢这样的教学方式、是否满意教师在课堂充当的角色。

（3）主要结果：学生依据教师所布置的作业，通过课前的充分预习及课堂病例讨论两个阶段，就基本掌握了《妇产科学》相关病种章节的大纲所要求的知识，学生的自学能力强。对于经过预习仍无法掌握的难点和重点，通过组内、组间的讨论发言，激发了更多的思考和创新性思维，在活跃课堂氛围、提高学生积极性的基础上，更加牢固地掌握了理论知识并有利于临床阶段更为灵活的应用。

（4）建议：课堂上讨论的病例应该具有代表性和典型性，可选择合适的临床病例稍作修改，病例后的问题应能够激发学生运用知识的能力。也可以选择多层次较为复杂的病例激发学生的讨论热情和临床思维能力。

（5）教师的培训：首先要在妇产科教师中推广 TBL 的概念和理念；其次，教师要深入研究妇产科教材内容，并根据单元主题，挑选一些能激发兴趣并有实用价值的主题和内容等，引导学生的思路，使学生有一定的基础和准备方向；再次，教师必须具有一定的亲和力，要能对教学进程进行有效引导和监控，从而提高教学质量；最后，针对不同组员的性格特征，教师可根据学生的兴趣爱好和才能倾向，启发引导分配任务，调动其积极性。

2. 首都医科大学第三临床学院《妇产科学》

（1）主要流程：选择首都医科大学第三临床医学院临床医学系本科生阶段第 4 年的 2 个班共 69 名学生进行妇产科理论课 TBL 教学实践。其中 1 个班设为"传统教学组"（33 人），另 1 班设为"TBL 教学组"（36 人）。

（2）主要结果：TBL 教学组学生成绩（82.24±1.17）明显高于传统教学组

(76.30±1.34),两者具有显著性差异($P<0.001$)。TBL教学组在自主学习方式、学习时间、讨论交流方面均优于传统教学组。TBL教学组学生对TBL顺应性好,对教学效果评价度高。

(3) 结论:以团队为基础的教学模式(TBL)可提高教学效果和学生的自主学习能力,并增强团队合作。学生对TBL顺应性好评价度高。TBL在妇产科教学中具有可行性。

3. 郑州大学医学院《老年病学》

(1) 主要流程:2012年开始在262名医学生的老年病学的教学中使用TBL模式。先设定教学目标,确定教学内容;用30个选择题(iRAT)涵盖这些教学内容关键知识点;用10个应用知识训练问题训练学生应用这些知识解决实际问题的能力。一名教师,15～20名学生,分成3～4组。讨论学习阶段和应用知识训练阶段各占1学时。

(2) 主要结果:学生2个学时内平均发言2.5次(1～7次);成绩平均提高2.2分;学生讨论时间占总学时85%,教师总结、引导时间约占15%。

问卷调查(5分量表,1分不同意,5分非常赞成)显示:①我可以在其他人的发言中学到知识(4.2±0.7)分;②我的参与得到其他人的尊重与认可(4.5±0.3)分;③我的表达能力和交流能力得以训练(4.1±0.9)分;④愿意继续参加这种学习方法(4.3±0.6)分。

三、在见习教学中的实践应用

1. 中山大学孙逸仙纪念医院《神经病学》课程"急性脑血管疾病"见习教学

(1) 主要流程:带教教师在正式临床带教前,首先全面地了解目前病区内的脑血管病患者,哪些患者有典型的临床表现,哪些患者有少见的临床症状,对于不同发病原因的脑血管疾病进行分类分析等,然后总结这些患者的临床特点,准备临床TBL设问问题。问题难易适中,既要考虑目前医学生的临床知识水平,也要起到激发学生的主观积极性,让学生积极参与临床问题的讨论的作用。

在实际带教中,带教教师把临床见习学生进行分组,每组3～4人不等,各组同学对临床病例设问问题进行讨论;每组选一个代表对讨论结果进行汇报。问题一般包括对于初次就诊的脑梗死患者的诊断依据是什么;治疗措施包括哪些方面;有哪些循证医学证据支持该治疗方案;目前国际上在治疗药物上还有哪些研究热点;等等。此外,对于急性脑梗死的病例,可以同时准备几个不同病因的患者,如:脑梗死伴有单纯糖尿病的患者、脑梗死伴有单纯高血压的患者、脑梗死伴有糖尿病和高血压的患者,以及只有脑梗死无高血压和糖尿病的患者。针对这4类均诊断为脑梗死的患者,在临床治疗上有什么异同之处;预后有何不同;目前循证医学方面有无新的进展;而对于脑内出血的患者,可以将脑出血和蛛网膜下隙出血的患者进行比较分析,让每个小组根据这两类患者的临床特点,讨论这两类脑内出血的临床表现、发病机制、治疗等的异同之处,这两类疾病诊治的循证医学证据有哪些,如何制订个体化治疗方案,等等。

教学考核和效果反馈在教学过程中,带教教师和各组学生进行积极互动,讨论教学中遇到的问题和教学方法的改进措施。临床教学结束后,以实际的临床病例为主,对每个学生进行临床考核,要求学生进行病史询问、临床查体、病例分析,制订治疗措施,并就循证医学有无新的证据对学生进行提问。

(2) 主要结果:在整个教学结束后,对参与教学的学生进行教学模式的满意度调查,结果显示整体满意度达到 97.6%。这说明把 TBL 结合循证医学理念应用到急性脑血管疾病临床教学是得到绝大多数学生认可的。学生对 TBL 结合循证医学教学模式的评价百分比分别为:认为可激发学习兴趣者 97.6%;可改善教学质量者 96.4%;可增强合作能力者 95.2%。

2. 中山大学附属一院《急诊学》见习教学

(1) 主要流程

①学习目的:分析与评价针对长学制医学生开展以团队为基础的学习(TBL)结合典型病例情境模拟教学改进急诊见习教学的效果。

②方法:将 2010—2011 年由中山大学附属第一医院急诊医学教研室承担教学的长学制医学生共 120 名作为研究对象,其中将 2010 年的 60 名学生设为对照组,按照传统临床观摩结合专题讲座的方法进行教学;将 2011 年的 60 名学生设为实验组,采用 TBL 结合典型病例情境模拟教学法进行教学。见习前后进行书面理论测试、操作技能考核和模拟临床情境考核,见习结束时作教学满意度调查,对所有数据进行统计学处理。

(2) 主要结果:见习后两组各项考核成绩较见习前有显著提高,实验组书面理论考核成绩与对照组无显著差异,但实验组操作技能及模拟临床情境考核成绩明显优于对照组,实验组教学满意度高于对照组。

(3) 结论:采用 TBL 结合典型病例情境模拟教学法比传统临床观摩结合专题讲授教学法明显提高长学制医学生急诊见习的教学成效,尤其在培养解决临床实际问题能力上有明显优势。

3. 广东医学院《重症医学科》临床见习 TBL 教学

(1) 主要流程:广东医学院 2009 级临床医学系麻醉本科学生共 120 人。按照广东医学院附属医院重症医学科见习教学进度随机分为两组,A 组 60 人为 LBL组,B 组 60 人为 TBL 组。各组学生在性别、年龄,以及病理生理学、内科学、外科学、麻醉学理论考试成绩等方面均无明显差别。

LBL教学主要步骤:带教教师对进入病区见习的学生进行现场带教,收集病史、体格检查,并提供检查结果;由学生分析病例特点,提出诊治方案;最后由教师进行总结归纳本课程重点内容。

TBL教学主要步骤为:①建立学习小组。TBL组采用分组式,每组8～9人,遵循组间同质、组内异质的原则,划分学习小组,从性别、能力、成绩等方面均衡每组成员,为成员间取长补短、共同提高奠定基础。②课前准备。对TBL组学生详细介绍TBL教学法,及在学习过程中的注意事项;同时组织有丰富教学经验的教师集体讨论备课,列出临床见习课程的重点、难点及必须掌握的知识点,拟定思考题;并在授课前2周向TBL组学生发放预习大纲和资料,引导学生针对相关问题自学教材,利用图书馆和互联网等查阅相关资料,以小组为单位分析资料、讨论交流,整理出各自观点。③教学过程的实施。个人测试,用时10分,每位学生闭卷完成选择题10道,所有题目均与需讨论病例所涉及的基本概念、临床表现及查体等内容相关;小组测试,用时30分,在补充更为详细和后续检查、体查等结果后先进行小组内充分讨论,之后闭卷完成选择题10道,题目范围集中在鉴别诊断、监测手段、治疗措施等方面;应用性练习,用时30分,针对个人和小组测试情况,将得分率最低的相关题目再次提出,进行小组讨论(学生可以使用准备的相关资料),要求各组均要充分发言,授课教师要通过分析、推导、总结等方式,引导学生在讨论和发言中找到正确答案,最终达到掌握知识要点的目的;教师精讲、总结,用时10分,对每一组进行点评,并总结和归纳本次课程的重点内容。④教学效果及评价。通过理论考试及问卷调查对各组的考试成绩进行统计,对问卷调查按"优良中差"进行评价,问卷当场统一发放和回收。⑤统计学处理。数据均采用 $x \pm s$ 表示,两组间比较采用 t 检验,$P <$ 0.05 为差异有显著性。

(2) 主要结果:对参与教学学生发放进行不同教学法教学效果的认同情况问卷表,共120份,有效收回120份。LBL组中约80％的学生认为:传统的教学模式有着节省教学资源、传授知识具有较强的准确性和针对性等优点;但对学生学习积极性的提高,以及培养自学能力、解决临床实际问题能力和团队协作能力上均有欠缺。TBL组中有85％以上学生认为:该教学法新颖,内容覆盖面广,临床实践性和解决临床问题的能力得到提高;课堂互动氛围良好,自学能力和团队协作、配合意识得以提升;但部分学生提出该教学法对自身素质要求较高;个别学生存在因无法及时转换角色而不适应。

四、TBL 教学模式在实习教学

1. 三峡大学第二临床学院《麻醉学》TBL 实习教学

（1）主要流程：按照 TBL 教学法的分组原则，选择三峡大学第二临床学院 2007 级临床医学专业二班的 48 名学生，分成 7 组，每组 6～7 人，开展 TBL 教学改革尝试并进行问卷调查。问卷内容包括：学生自主学习情况、学生团队学习情况以及学生上课积极性等 32 个问题。每一个问题后设有 5 个选项，分别为完全认同、基本认同、不清楚、基本不认同、完全不认同。由研究者解释和说明相关研究目的及填写方法后发放问卷，问卷以不记名的方式进行填写，并当场收回。

（2）主要结果：TBL 教学后马上发放问卷。共发放 48 份学习查问卷，回收 48 份，有效回收率 100％。这次调查显示：高达 89.58％的学生认为对 TBL 教学法有一定程度的了解，并基本认同这种教改模式，且能结合自身情况作出主动选择。

2. 安徽蚌埠医学院《内科护理学》TBL 教学

共 4 学时教学内容——慢性肺源性心脏病患者的护理。第 1 次课 1 学时作为理论授课，由于理论课时压缩，授课时要精炼内容讲述。其余 3 学时用于 TBL 课堂讨论、阶段评估和总结。第 1 次理论课结束后指导教师布置第 2 次课（1 周后）的教学任务，即确立团队的学习内容、学习目标和效果评价。

（1）主要流程：

①分组：选择护理本科 40 名学生，分 7 个小组，每组 6～7 人组成。分组时根据以往的学习成绩，将成绩好、中、差的学生依次分到各组，由组内成员选出 1 名组长，负责组织和协调组内的合作学习。分组的目标是以团队为单位，相互帮助、相互影响，在组内和组间进行讨论、交流，提高学习效率。

②课前准备：教师发给每个组 7 个慢性肺心病病例，要求各组课后在组长的组织下，以病例为载体，学习慢性肺心病患者的病因、发病机制、病理生理变化、治疗及护理程序内容，并制作成 PPT 学习课件。组内成员可以进行分工，个人通过多渠道进行学习，如书本学习、听讲座或到图书馆查阅文献。

③课堂个人测试：1 次小型课堂笔试。试卷为选择题形式，由不参与授课的老师按教学目标的要求出题，主要测试该章节的基本概念、基本结构及重点问题。测试时间为 1 学时，结束后由老师给出标准答案，个人相互交换评分，个人测试成绩占总成绩的 20％。在此阶段，指导教师根据测试结果进行及时反馈。

④课堂讨论：每组随机抽取 1 周前布置的 7 个病例中的 1 个，运用前两个阶段

所学的知识共同讨论,回答老师提出的问题,并检查自己学习上的盲点。老师结合课程内容及其他基础课程提出如"如何完善此病例的评估?""目前患者存在哪些护理问题,如何解决?""肺心病的流行病学调查资料有哪些?"等临床问题以考查学生分析、解决问题的能力。团队成员经过思索、交流、讨论、小结、评价等环节,最终选择1名成员进行总结陈述,对所讨论的病例、小组讨论的情况、优缺点做出分析。然后再由组长对整个团队TBL教学过程中的学习内容、重点、难点、学习中遇到的问题和建议通过自制的PPT进行回顾总结。其间其他各组成员既是观众,也是参与者,可以共同参加讨论,提出不同意见。各组组长负责组织协调,教师作为指导者、帮助者,起监控、鼓励和调控的作用,以保证团队学习模式的顺利开展。在TBL讨论课最后20分,指导教师对所给的7个病例及所附的问题给予分析、解答,特别针对学生讨论过程中没有明确结论或有分歧的问题,给予合理解答。此环节共2学时。

⑤团队测评:根据每组团队整体工作质量,对问题回答的准确性和完整程度,参照老师对病例的分析,由指导老师和各组组长评分,最后计算平均分。

⑥教学评价:TBL教学的评价系统构成包括3部分,即个人测试成绩、团队测试成绩和个人对团队的贡献,所占比例分别为20%、60%、20%。个人对团队的贡献由组长打分,其他组员监督。对于团队的贡献从以下几方面进行评定:学习积极主动性、参加团队会议出勤率、对团队讨论作出正面贡献、是否鼓励成员积极建言、与同伴关系。每项内容设定"差、较差、一般、较好、好"5个等级,分别赋予为1、2、3、4、5的分值。这3部分的成绩在课堂当场打出,最后由老师对TBL总体情况进行反馈和总结。

(2)主要结果:①同学们对TBL教学的总体评价好,认为该模式可提高学习积极性;期末成绩,尤其是病例分析题和综合应用题的得分,TBL教学组的得分明显优于传统教学组,说明TBL教学法提高了学生的学习成绩,有助于培养学生的综合分析能力。②期末理论试卷在保留传统考试题型的基础上增加了病例分析题和其他综合应用题的比重,前者由10%提高到20%,后者由25%提高到40%,重点考查学生基本知识掌握程度和运用知识综合分析问题的能力。期末成绩对比说明TBL教学模式可促进学生运用知识综合分析问题的能力。

第二节　中山大学医科TBL教学在同类院校的推广

2009年,中山大学医学教务处在学校"985"二期项目师资培训项目的支持下,选拔了医学专业8门课程的教学骨干赴美国印第安纳波利斯普渡大学观摩学习

TBL教学。去观摩的老师们亲身感受到TBL教学是将小组学习的高效性和LBL教学的系统性相结合的典范。2010年,国家级教学名师王庭槐教授即开始在中山大学100名8年制临床医学专业学生的《生理学》课程的"泌尿系统"3学时教学中运用TBL教学。

至今,9届学生共计约2 000名临床医学专业、预防医学专业学生在36节次的《生理学》课程内容中参与了TBL学习的体验。承担过TBL教学项目并在教学中实施的基础课程与临床课程教师共计64名,形成课程测试题若干,临床见习、实习教学案例46个。通过项目驱动,广大教师和学生对TBL教学的理念有了更清晰的认识,并因此培养了良好的批判思维与能力、合作和沟通能力。

学校还集中选送了两批教师分别赴香港和台湾的大学进行培训,学习先进的TBL、PBL教学理念;还举办了TBL工作坊,邀请美国IUPUI的知名专家在学校示范TBL教学,让近100名教师同时受益,使TBL课程从规模到质量有了长足的进步。

近年来,王庭槐教授还应其他40多所兄弟院校,如华中科技大学、安徽医科大学、首都医科大学、广州中医药大学、暨南大学、广州医科大学、广西医科大学、桂林医学院、大连医科大学等及附属医院邀请,在他们的医学院,以对方的医学生为授课对象,开展了TBL的教学实践,让更多院校的学生受益。以下是其应邀到不同院校的TBL教学实践示范情况。

表5-1 各地医学院校TBL教学示范汇总

年代	内　容	教学院校
2009年	以团队为基础的学习策略在医学课程中的应用	肇庆医学高等专科学校
	TBL教学模式的实践	广州中医药大学
	TBL教学法在医学课程教学中的应用	绍兴文理学院医学院
	TBL在医学教学中的应用	桂林医学院
	TBL教学法在医学课程教学中的应用与实践	第二届北京国际医学院校长高峰论坛暨全国高等医药教材建设研究会·人民卫生出版社专家咨询委员会2009年年会
	TBL在医学生理学课程教学中的应用	中山大学药学院
	美国IUPUI医学院TBL教学模式介绍	潍坊医学院

续　表

年代	内　容	教学院校
2010 年	以团队为基础的学习策略在医学课程中的应用	中山大学附属二院
	以团队为基础的学习策略在医学课程中的应用	中山大学附属一院
	TBL 教学模式	暨南大学
	以团队为基础的学习策略（TBL）在临床教学中的应用	中山大学护理学院
	以团队为基础的学习策略在医学课程的应用	宁波职业技术学院
	基于团队的学习策略和初步实践	首都医科大学
	基于团队的学习策略和初步实践	台湾中山医学大学 50 年校庆
	以团队为基础的学习策略在医学课程的应用	遵义医学院
2011 年	以团队为基础的学习策略在医学课程中的应用专题讲座	广东省生理学会 2011 年学术年会
	以团队为基础的学习策略在医学课程中的应用	泸州医学院
2012 年	TBL 在生理学教学中的应用和体会	中国生理学会第十届生理学教学研讨会（南昌）
	TBL 以团队为基础的学习策略在医学课程中的应用	广西医科大学
2013 年	生理学 TBL 教学示范课	大连医科大学
	TBL 教学策略在医学教学中的应用	温州医科大学
	中山大学 TBL 教改试点方案介绍与实践应用	四川大学华西医学中心
	以团队为基础的学习策略在医学课程中的应用	右江民族医学院
	TBL 教学策略在医学教学中的应用	郑州大学第二医院
2014 年	TBL 在生理学教学中的应用和体会	济宁医学院
	生理学 TBL 教学示范课	华中科技大学同济医学院
	生理学 TBL 教学示范课	河北大学
	TBL 在生理学教学中的应用和体会	滨州医学院
	以团队为基础的教学在生理学课程中的应用	安徽医科大学
	以团队为基础的学习策略在医学课程中的应用	徐州医学院

附:大连医科大学官网对王庭槐教授 2013 年在大连医科大学的 TBL 讲座的新闻报道

2013 年 12 月 18 日上午,学校邀请中山大学医学部副主任、国家级教学名师王庭槐教授举办了 TBL 教学设计的讲座以及 TBL 教学观摩课。学校各院部系、临床学院及非直属附属医院主管教学院长、教研室主任、理论授课教师、教务处管理人员及 2012 级临床医学专业学生共 220 余人参加了讲座和观摩课程。讲座和教学观摩课程由教务长刘佳主持。

王庭槐教授作了题为"TBL:基于团队的学习策略和初步实践之体会"的讲座。王教授从什么是 TBL、TBL 起源与发展、TBL 教学步骤与方法、TBL 教学原则与优点、中山大学近年开展 TBL 教学的心得体会五方面内容进行了详细阐述。讲座结束后,王庭槐教授针对教师关于 TBL 教学相关的提问进行了全面、细致的解答。

王教授以泌尿生理 TBL 为例,为我校师生呈现了一堂生动精彩的 TBL 教学示范课,使在座的师生系统了解了 TBL 教学基本操作规程,充分体验到了 TBL 教学的魅力和显著效果。现场教师被王教授渊博的学识、丰富的 TBL 教学经验、娴熟的 TBL 组织技巧所感染和启发,纷纷表示要认真研究 TBL 教学方法,将规范的 TBL 教学引入课堂,进一步深化教学模式改革,提高人才培养质量。

附:华中科技大学官网对王庭槐教授 2014 年在华中科技大学的 TBL 讲座的新闻报道

2014 年 4 月 15 日,中山大学医学部副主任、国家级教学名师、生理学专家王庭槐教授在同济医学院为 2011 级 8 年制临床医学专业的学生上了一堂精彩的生理 Team-Based Learning(TBL)教学示范课,来自各院系的教师、教学管理人员 90 余人参与了观摩,活动由同济医学院医学教务处副处长厉岩主持。

王庭槐作了题为"TBL 教学策略在医学教学中的应用"的讲座,对 TBL 概念、TBL 起源与发展、TBL 教学步骤与方法、TBL 教学原则与优点、中山大学近年开展 TBL 教学的心得体会五部分内容进行了详细阐述。他还以循环生理 TBL 为例,为师生呈现了一堂生动精彩的 TBL 教学示范课。

TBL 是于 20 世纪 70 年代末由美国俄克拉荷马州立大学的 Michaelsen 教授提出的,于 2002 年正式被命名的教学模式,并在美欧的发达国家的医学等课程教学中逐步地被推广应用。TBL 是学生在团队基础上,围绕各教学单元中包含的核心概念及其应用展开主动学习,经过个人独立预习、测验掌握程度及团队练习运用概念的过程等获取知识。TBL 是可以在大班进行以小组为单位的教学,真正做到了以学生为中心,让学生主动学习、讨论式学习和互学互教的拓展性学习。

通过示范课,大家系统了解了 TBL 这一相对较新的教学法的基本流程,充分体验这一教学法的魅力。学生认真预习并积极讨论,体验了医学基础理论与临床应用的紧密结合,感到学有所用。对人文伦理方面的拓展让医学生认识到关注课本以外知识和常识的重要性。示范课为我校教师开展 TBL 教学方法奠定基础。

参考文献:

[1] Michaelsen L K，Knight A B，Fink L D，Team-Based Learning：A Transformative Use of Small Groups in College Teaching[M].[S. l.]Stylus Publishing，LLC，2004.

[2] Maier，N R F，Solem，A R，Maier，A A. The role-play technique：A handbook for management and leadership practice[M]. La Jolla，CA：University Associates，1975.

[3] Michaelsen，L. K. Team-Based Learning in large classes[M].// Ed. C. Stanley，E. Porter. Engaging large classes：Strategies and techniques for college faculty. New York：Anker，2002.

[4] Michaelsen，L. K.，Black，R. H.，Fink，L. D. What every faculty developer needs to know about learning groups[M].//To improve the academy：Resources for faculty，instructional and organizational development. Ed. L. Richlin. Vol. 15. Stillwater，OK：New Forums Press，1996.

[5] Michaelsen，L K，Watson，W E，Black，R H. A realistic test of individual versus group consensus decision making[J]. Journal of Applied Psychology，1989，74(5)：834 - 839.

[6] Freeman M，McGrath-Champ S，Cbrk S. The case for assessable in class Team-Based Learning [J]. UniServe Science Assessment Symposium Proceedings，2006 (21)：50 - 55.

[7] Michaelsen LK，Parmelee DX，McMahon KK，et al. Team-Based Learning for Health Professions Education：A guide to Using Small Groups for Improving Learning[J]. Stylus Publishing，LLC，2008 (6)：229.

[8] Michaelsen L K，Knight A B，Fink L D. Team-Based Learning：a transformative use of small groups. Westport (CT) [J]. Praeger，2002：32 - 35.

[9] 徐静婷,张亚星,王玲,等. TBL教学模式在生理学课程中的应用效果[J].高校医学教学研究(电子版),2013,3(3):41 - 45.

[10] 戴洌,莫颖倩,郑东辉,等.基于团队的学习模式在内科实习教学中的应用[J].中华医学教育探索杂志,2012,11:634 - 638.

[11] 穆攀伟,王庭槐,曾龙骅,等.在医学教育中引入以团队为基础的教学模式[J].中国高等医学教育,2011,01:55 - 56.

[12] 罗益锋,周燕斌.以团队为基础学习教学模式在呼吸内科学见习教学中的应用[J].中华医学教育杂志,2013,33(2):232 - 234.

[13] 戴玉杰,刘欣,邓艳秋,等.采用TBL模式开展病例讨论课[J].中国病理生理杂志,2009,25(11):2262.

[14] 景玉宏,刘向文,张朗,等.基于TBL方法的局部解剖学教改方案[J].山西医科大学学报:基础医学教育版,2010,12(6):574 - 576.

[15] 李晓南,池霞,童美玲,等.儿童保健学教学中应用TBL模式的探索与意义[J].中国高等医学教育,2010,(3):84 - 85.

[16] 艾文兵,胡兆华,简道林.TBL在医学教育中的应用现状和在中国医学教育中的应用意义[J].卫生职业教育,2013(04):88 - 90.

[17] 陈海天,肖力,王广涵,等.妇产科学TBL教学模式改革初探[J].中国高等医学教育,2011(12):114 - 115.

[18] 段晶晶,初国良,顾怀宇.TBL与PBL混合模式在人体解剖实验教学中的实践[J].解剖学研究,2014(05):385 - 387.

[19] 胡兆华,艾文兵,简道林.TBL 教学模式的实施过程及其在我国医学教育中的应用现状和前景[J].中国高等医学教育,2011(8):105,140.

[20] 姜冠潮,周庆环,陈红.基于团队的学习模式(TBL)在医学教学方法改革中的应用与思考[J].中国高等医学教育,2011(02):8-9.

[21] 景玉宏,尹洁,刘向文,等.TBL(Team-Based Learning)教学法在局解教学中的设计与评价[J].中国高等医学教育,2010(09):96-98.

[22] 黎祥喷,何蕾,王鸿轩等.TBL 结合循证医学理念在"急性脑血管疾病"临床教学中的应用[J].南方医学教育,2014(02):45-46.

[23] 李梦.基于 TBL 教学法及创新型设计性实验的实验针灸学教学改革与实践[J].中国中医药现代远程教育,2013(09):69-70.

[24] 李瑞凤.眼科学教学中 TBL 法与 LBL 法的比较研究[J].包头医学院学报,2012(05):96-98.

[25] 李晓丽,林锐.TBL 教学模式在临床医学教学方法改革中的应用与思考[J].课程教育研究,2013(19):232-233.

[26] 刘军,张震宇.TBL 教学法在妇产科理论课教学中的应用[J].中国病案,2013(12):61-63.

[27] 罗波,段素群,毛樱逾,等.TBL 教学改革在医学检验专业中的实施效果分析[J].现代预防医学,2014(18):3455-3457.

[28] 牛巧丽,努尔比亚木·麦麦提依明,赵今.应用 PBL 和 TBL 的多元化循证教学模式探讨牙体牙髓病学教学效果的研究[J].继续医学教育,2013(12):69-71.

[29] 彭彬,郭洋.TBL 教学模式在组织学教学中的应用初探[J].四川解剖学杂志,2011(04):76-77.

[30] 孙祝美,叶杰,闫晓风,等.以 TBL 为导向的教学方法在"细胞分化、衰老与死亡"章节中的应用[J].中国细胞生物学学报,2012(09):68-72.

[31] 佟琳,姚华国,张媛莉,等.TBL 教学法在重症医学科临床见习中的应用探讨[J].西北医学教育,2014(05):1013-1015.

[32] 王彬,闵苏.浅谈 TBL 教学在医学教育中的应用[J].中国高等医学教育,2012(04):112-113.

[33] 魏红蕾.TBL 教学法在我国医学教育中的研究现状分析[J].卫生职业教育,2014(07):128-129.

[34] 谢杏利,邹兵.TBL 教学法在《临床心理学》教学改革中的应用[J].重庆医学,2012(23):2443-2445.

[35] 徐俊文,侯朝凤,张燕中.TBL 教学模式在医学影像学临床实习中的应用[J].齐齐哈尔医学院学报,2012(08):1054-1055.

[36] 于述伟,王玉孝.LBL、PBL、TBL 教学法在医学教学中的综合应用[J].中国高等医学教育,2011(5):100-102.

[37] 张巍,李柱一,苗建亭,等.以问题为基础教学法在神经病学教学查房中的运用及体会[J].中国医学教育技术,2011(02):196-199.

[38] 张颖珍.TBL 教学法结合传统教学的医学遗传学教学模式改革初探[J].卫生职业教育,2012(18):63-65.

[39] 郑述铭.案例教学结合 TBL 教学法在临床见习带教中的运用[J].中医药管理杂志,2011(07):648-649.

[40] 祝鸿程,刘浩,王迎伟,等.基础医学课程 PBL 教学应用的新思路[J].基础医学与临床,2011(12):1410-1412.

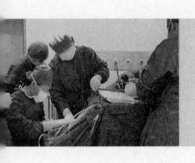

第三篇　总结篇

TBL教学实践的体会与思考

第六章　对实施 TBL 教学的体会与思考

第一节　教育教学管理者对实施 TBL 教学的体会与思考

教学管理人员对教学改革趋势的准确把握、对新的教学理念与教学方法的正确认识，以及能否主动、深入地投入到教学改革过程中，直接关系到教学改革的实施能否成功。

为了使管理人员对新的教学模式，如 TBL 教学模式等有更清晰地了解和感受，推动中山大学 TBL 教学改革，在美国 IUPUI 大学的几位教授来中山大学授课期间，学校教学管理部门专门提供机会给教学管理人员进行培训；请外籍教授开展国际医学教育新理念、新方法的讲座；并在外籍教授与中山大学教授同课堂授课的环节（以中山大学的本科学生为对象），邀请中山大学的相关科任教师、教学主任、教学秘书现场观摩 TBL 教学；课后，组织参与的管理人员和科任教师对观摩学习的情况进行沟通交流。

管理部门在提出 TBL 教学改革方案之前，管理干部、各院系教学科的管理人员还要再组织有意愿尝试 TBL 教改的教师进行多次的细节沟通，并就可能出现的一些问题等充分沟通，有较好的解决方案后，才开始着手拟定整个 TBL 教学方案。例如：有教师提出，医学生在同一个学期，本来学习压力就大，一周的学时高达 30个，如果管理部门在同一个学期内，要同时开展好几门课程的 TBL 教学试点，就得充分考虑学生是否有足够的时间，以合理分配预先学习 TBL 教学资料所需要的时间；如果课余预备学习时间不足，一定会影响学生的整体学习效果。因此，中山大学管理部门在 TBL 教学改革方案中，明确了同一学期同一阶段开设 TBL 教学改革试点的课程门数和学时。

从管理者的角度来看，推动一项新的教学改革的难点在于如何调动一线教师能主动投入到教改中。中山大学医科有近 150 年的悠久的医学教育传统，较早地建立了较完善的以传统的学科式课程体系为中心的医学教育体系。长期以来,教师们形成了很明确的学科课程的教学习惯,也积累了很丰富的教学经验;对于 TBL 教学理念的认同和教学方法的采纳,持有怀疑态度、观望态度的人也不少。据了解,持怀疑态度的大部分教师的顾虑是:有限的课堂学时内,增加了学生交流和沟通的时间,使得学生能较好地全面成长,可作为医学生该在此阶段掌握的教学大纲内的知识要点,是否会因时间不够而覆盖不全,进而影响学生的学习效果和后续关联课程的学习。

如今,TBL 教学改革在中山大学医科开展了 6 年有余,TBL 教学的管理体系日渐成熟,实践案例越来越丰富,教学的理念也逐步得到了教师和学生的认同;46人次的 TBL 项目案例也在随着新的医学学科进展不断完善和丰富,相应的考核机制也日趋完善。但仍然存在有一些需要改进的地方,主要是以下 3 个方面:

1. 优秀的 TBL 师资不多

虽然学校通过校级平台、院级平台以项目驱动了多个课程和多个教师的 TBL尝试,有相当多的教师也在申请项目的时候表现出相当的热情和积极性,但由于医科教师的流动性大,尤其是在临床课程部分教师每年的轮换比较频繁,因此,很难形成一个相对稳定的 TBL 教学师资体系。有一部分采用 TBL 教学的教师,较难完全适应 TBL 指导者的角色,有时会对 TBL 的课堂的掌控不到位,造成学生在课堂"天马行空"的现象,进而影响学生对此种教学模式的满意度。从我们学校目前的 TBL 教学实践来看前期实施的基础课程教师、临床课程教师的 TBL 教学设计和案例还不够标准化、规范化。因此,学校必须加强对优秀的 TBL 师资的培养:一方面让坚持的比较好的教师,应该发挥"种子"作用;另一方面,教学管理部门借助"公开课"的平台,让"种子"的力量发扬光大。

2. 优秀的 TBL 教案不多

TBL 教案是实施 TBL 学习的关键所在。TBL 教案优秀与否,关键在于教师对教学内容是否吃透,是否有宽厚的知识平台——能否在课前布置的作业中既体现出涵盖教学大纲中所要求的核心内容,又结合临床病例、关联课程知识,甚至伦理学等知识,引导学生发散思维、扩大交流和沟通的领域,又不"天马行空"。学生根据教师布置的作业,通过网络、图书馆等查阅资料,准备上课资料,确实是提高了自学能力,提高了综合素质,一旦这个教案第二次、第三次被不同学生使用时,个别同学可能会"伺机"找学长们查到的资料"应付"作业,省去自我查找学习资料的"麻烦",这就使 TBL 教学的效果大打折扣。因此,需要教师根据新的年级,在原有的教案的基础上,不断更新和完善 TBL 教案。

3. 与 TBL 教学相适应的评价体系不够完善

目前学校对学生的学业评价体系,主要是采用平时考试、期中考试、期末考试三段式考试成绩。虽然采用 TBL 教学的教师将学生在 TBL 课堂上的表现等计入学生的平时成绩中,但这仍然只是体现了对学生掌握知识部分的评价,没有体现出对学生的非智力因素,如沟通能力等方面的评价。另一方面,学校对教师进行 TBL 教改的相应工作量虽然有考虑要统一规定,但核算标准仍不够明确。

总之,在教学管理上,我们认为有 5 个关键环节是值得注意的,只要这 5 个方面做好了,那么离成功的 TBL 教学改革就不远了。

(1) 观念转变是重点:只有教师、管理人员的观念转变了,认识到授之以渔比授之以鱼更重要,让学生自己发现知识比教师灌输给其知识更重要,实施 TBL 教学改革的阻力才会小很多,教改才会成功。

(2) 师资培训是关键:教师观念转变了,学校就要创造条件让教师掌握 TBL 教学的理念和方法,培训实施 TBL 的步骤和流程,让教师做到心中有数,结合各专业、各课程开展 TBL 教学——只有让教师完全掌握了钓鱼的方法,才能对学生"授之以渔"。

(3) 教案的编撰是核心:教案是教师和学生开展教与学活动的真正"教材",高质量的教案不仅使学生能够达到学习目标,还能潜移默化地培养学生的自学、交流沟通、表达等能力。

(4) 评价方法是导向:只有建立与 TBL 教学相适应的评价体系,才能促进和可持续发展这种教学模式。如果还是只用传统的授课教学方式下的注重知识掌握的评价方法,教师和学生是无法体会这种 TBL 侧重各项能力培养的不同之处和优越之处的。

(5) 必要的政策支持和财务支持是保障。教师参与 TBL 教学改革,要投入更多的时间准备给学生的课前预习作业,要准备课中讨论时可能遇到的学生提出的各种问题,要特制答题卡,课后还要花时间对每个同学的知识掌握情况、组间表现等情况予以评分并体现到平时成绩中。工作量比传统的授课方式要多很多,因此,管理部门必须给其计算合理的工作量和相应的经费支持(制作答题卡的费用)。

第二节　教师的体会思考

教师对于 TBL 是否接受和理解,是关系 TBL 能否实施成功的最关键因素。正如在第二篇第二章第四节分析影响 TBL 教学实施的因素中提及:TBL 教学对于教师来说属于新生事物。在以往传统的授课式教学模式中,教师只需要按照教科书、既定的大纲备好自己所讲的一节课,按照课件上完课即可,其原有的专业口径基本能较好地理解课程内的内容,也可适当扩展到相关学科领域;但在 TBL 教学模式中,虽然教师需要系统讲授的理论知识变少了,但因学生经过了课前预习,查阅了较充足的相关文献资料,故在课堂讨论时,往往会向教师提出一些比较复杂、难度高的问题,甚至很多是教师根本没有想过的问题,故 TBL 教学对授课教师提出了更高的知识储备要求,迫使教师本人必须在课前,针对其编写的教学资料,在熟悉其学科内的知识的基础上,还要进一步熟悉和掌握相关学科的最新研究进展等,需要具有多学科、全面的基础医学知识,甚至临床相关理论与经验,才可应对和回答学生可能提出的各种问题。总的说来,由于实施 TBL 教学的教师,要同时面对多个小组、多学科的问题,所以其必须有较扎实的医学前后期知识基础、跨学科理解能力以及较好的课堂驾驭能力。

下面分别列举从部分文献中了解的基础课程教师与临床带教教师对 TBL 教学改革的体会与思考。

一、基础课程教师的体会思考

有教师认为,将教学重心从概念学习转移到有意义的学以致用,是团队教学法的一大优点。然而这一优点也造就了其局限性。首先,如果教师将重点放在让学生接受书本内容,而不能布置应用型的作业,那么这个方法就不会奏效了。其次,学生很可能觉得花了时间和精力,学习的却只是无意义的细节,从而产生逆反心理。再者,在团队学习的环境中,学生更敢于挑战教师:在大多数情况下,这个现象可以提高学生和教师的满意度,故而是个优点;然而有的教师可能会因受到学生的挑战而感到焦虑。所以在应用 TBL 教学法前,教师应先深刻理解所教内容,超越致知,安于接受学生挑战,并要花时间重新设计课程,最好还是在课前充分计划好课堂上要做的每一步,并且要为学生的挑战做好智力和情绪的准备。

对于 TBL 教学的优势,大部分的基础课程教师持认可态度,如齐齐哈尔医学院《生理学》课程李雪老师等认为,TBL 教学模式有利于调动学生学习的积极性和主动性,提高学生的自学能力;学生利用参考资料,相互交流、相互合作,培养了学生文献检索、查阅资料、分析问题、解决问题等学习能力,有利于学生综合能力的提高,促进其全面发展;且 TBL 教学模式的开展能够将有限的教学资源利用达到最大化,在节省课时和师资的同时提高课堂学习效率,使更多的学生受益。

同时,很多教师对如何提高 TBL 教学模式的教学效果,也提出几项建设性建议:①授课教师需要准备大量的跨学科背景资料,需根据教学大纲要求合理确定学习要点、编制教学资料,且所编写的教学资料既要抓住本节重点,又能关联其他学科的知识内容,最好能引起争论,激发学生的学习兴趣。教师要在课前仔细研究教学内容,对设计的问题及答案需字斟句酌。②教师在实施 TBL 教学时,为促进各组同学积极思考,提高每位同学在组内的贡献度,应设法将每个学生的表现和参与度量化,计算到学生平时学习成绩中,从而更有利于激发学生的学习热情,培养学生的自主学习能力,提高学生的协作沟通能力以及分析和解决问题的能力。

　　齐齐哈尔医学院李波老师在《病理生理学》教学中以 LBL 联合 TBL 教学模式,获得较好的结果:70%以上的学生赞同这种新的教学模式。实践结果同时证明,LBL 和 TBL 的联合应用在学习目的性和趣味性、调动学习的积极性,提升沟通和表达能力、分析、解决问题能力,加强团队合作、系统全面的掌握理论知识、加深知识的理解和记忆、促进临床思维的建立、查阅课外资料等方面都优于 LBL 模式。

　　中山大学中山医学院段晶晶老师在《人体解剖学》教学中,以护理和康复医学课的学生为对象,做了 PBL 联合 TBL 的教学改革尝试,并做了效果调查问卷,结果显示,TBL+PBL 教学模式可一定程度上改善解剖实验课程教学效果。她得出了如下结论,PBL+TBL 交互标本观摩模式代替传统的人体解剖实验课的标本观摩模式可有效调动学生学习的主动性,提高学习效率。与传统实验教学相比,PBL联合 TBL 教学模式有如下优势:①可以使学生明确自己的学习目的,避免学生过多拘泥于解剖细节而忽略了整体逻辑知识的把握;②运用解剖学知识解决现实问题或临床问题可以充分调动学生学习的热情,而不再觉得解剖学是一门枯燥无用的课程;③小组间同学的交流、谈论可以激发学生的学习热情,团队互动让更多的学生积极参与,有利于取他人之长补己之短;④小组间的交流、互访也大大提高了教学效率,节省了教师资源;⑤促进了师生之间的交流,提高教师自身组织管理能力,教师也可以从学生讨论中得到启发,真正做到教学相长。此外,与单一的 PBL或者 TBL 教学模式相比,该交互式的学习方法充分利用了课堂时间,利用小组互助的模式;而减少了测试的数量和时间,减少了大量的课外准备的时间,避免加重学生的学习负担,因而更为学生所喜爱。PBL 联合 TBL 教学法除了具有形式新颖、内容丰富、实践性强、师生交流及时、活跃课堂气氛、提高学习积极性主动性等特点外;从长远看来,该教学模式还有助于培养学生的团队协作能力、口头表达能力,培养组间、成员间相互尊重、互相交流、互相合作的精神。

　　TBL 教学是否能达到预期的效果,也与学生所处的年级有密切关系。中山大学中山医学院冯英老师在低年级学生的《组织胚胎学》课程中尝试了 TBL 教改,得到了 TBL 不适合在低年级学生中开展的结论。她分析:由于国内低年级医学生更适应一贯以来的传统基于授课的学习(LBL),加之缺乏统一可行的 TBL 教案,故无法保证低年级医学生在 TBL 教学模式下能像在 LBL 教学模式下那样能掌握的系统性、全面性的知识;因此她认为 TBL 教学实施目前在国内仍只是处初级阶段,要成功实施 TBL 教学,必须让学生的学习习惯得到改变。她还在《组织胚胎学》课程 TBL 教学改革后进行了调查问卷,结果超过半数的学生还是希望理论知识主要由教师以 LBL 模式讲述。但这种调查在高年级学生方面获得了不同的结果。对

40 名 8 年制临床实习生实施内科实习 TBL 教学的结果显示：80％以上的学生反映"类风湿关节炎 TBL 教学"有助于更好地理解课程内容与该疾病,能提高个人学习能力,并能更好地了解别人的思维过程;76％的学生支持继续在内科学,甚至是其他课程的更多的学时内开展 TBL 教学。

还有教师认为,即时的反馈在 TBL 教学中的作用很关键。教师除了布置好给学生预习的作业之外,还应该想方设法地提供机会,让 TBL 教学各小组内的组员间进行深入讨论,并为这种深入讨论的进行创造一种更加良好的环境。如果学生在讨论的过程中,偏离了正确的方向,教师则要适当调整方向,使讨论向正确的方向进行。

总之,大多数基础课程教师认为,TBL 教学模式能够调动学生学习的主动性和积极性,提高学习效率和成绩,增强处理实际问题的能力,培养团队工作的意识和能力,值得逐步推广应用。

二、临床课程教师的体会思考

中山大学第三临床学院内科学穆攀伟副教授是中山大学临床教师中较早尝试开展 TBL 教学改革的教师之一。他认为,TBL 就是将有着共同学习目标的学生作为一个团队来进行教学,因此,教师要做好 TBL 教学的关键就是组建好小组。具体来说,每一个小组都要有好、中和差三个层次的学生。同时,教师必须至少提前一周将教学内容告知学生,学生才能有充足的时间据此进行课前准备。

他在实施课堂 TBL 教学时,严格执行 TBL 教学中必须贯彻的四项重要原则:①小组要合理组织;②学生要有责任意识;③任务要科学设计;④学生要能得到即时反馈。他严格设计了包括个人测试、小组测试和应用性练习的 3 个过程。实践后,他总结了 TBL 教学的如下几个方面的独特优势:

第一,在更高的层次上提高学生的认知能力。TBL 要求学生事先学习教学内容,从而督促和培养了自学能力,经过多次训练,学生还逐渐学会从众多的内容中找到重点;TBL 中的应用性练习不但让学生获得成就感,而且培养其理论结合实际的能力,做到学以致用。TBL 的理论课不像既往那样单纯传授知识,而是在更高的层次上培养学生的认知能力。

第二,向后进生提供帮助和支持。后进生在任何学习中都是必然存在的,如何为其提供帮助和支持是每一种教学方法必须面对和解决的问题。以讲授为基础的教学方式,对所有学生一视同仁,难以对后进生提供有效的帮助和支持。而 TBL 以小组为单位,特别是在小组测试中需要小组共同讨论得出答案,这样就促使小组内事先要合理分工,整个过程要互相合作、彼此帮助,最终通过学习过程的顺利进行实现小组成员的共同进步。

第三,培养学生的非专业技能。TBL以小组为单位,这就要求小组中的所有成员要合理安排、事先分工、共同合作、相互学习、彼此交流、一起探讨,实现共同进步。学习过程包括事前准备、组内商量和组间讨论,经过这一过程学生不但学习了专业知识,还锻炼了团队精神、合作能力和沟通技巧等。

第四,保持教师的工作热情。以讲授为基础的教学方式,要求教师熟悉自己授课内容,教师很容易按同一教案反复授课,很难始终保持高昂的工作热情。TBL要求教师在课前将教学内容和重点告知学生,供其学习和准备,这就要求教师有较高的教学技巧,事先能很好地归纳出重点;教师不但是学习资料的提供者,还是讨论的组织者和协调者,课堂上的个人测试和小组测试要求教师在很短的时间内判断学生是否掌握所学内容,能否进入下一阶段;应用性练习阶段是实际问题在各个不同观点的小组间互相讨论,很容易跳出课本的限制,这就需要教师不但要熟悉自己讲授的内容,还要了解相关学科的知识。因此每一次TBL都是全新的,这有利于保持教师的工作热情,督促教师不断学习和更新自己的知识。

他还强调,医疗是一项集体合作的工作,医疗措施的成功实施不但需要专业知识,更需要沟通、组织和协调。TBL是一种团队学习方式,每一个学习者不但要对自己负责,还要对小组和整个团队负责,在整个学习过程中每一位学习者不但需要有专业知识,还需要具有一定沟通能力和协调技巧,这符合医疗的现实要求。近几年高校扩招给医学教学资源带来巨大压力。教师采用TBL可以一个人在一间课室内同时带教几个学习小组,在一定程度上缓解了教学资源不足的压力,也很好地训练了同学们之间的精诚合作、团结和有效沟通与协调等非专业技能,为适应将来医疗市场对五星级医生的要求打下基础,可谓一举多得。

三峡大学仁和医院艾文兵等认为,TBL教学在我国医学教育中有很好的应用意义。他说,目前,我国医学教育中课时不断压缩与新知识不断增加的矛盾日益突出,改变传统的"填鸭式"教学方法迫在眉睫。他认为:

(1) TBL教学模式适合我国医学教育国情:在当今高等教育大众化的形势下,小组教学已成为高等教育教学的流行趋势。在我国现阶段,师资力量薄弱、教学资源不丰富、学生人数多、学生自主性差等问题日益突出,这使得一些小组教学模式很难在医学教育中进行。然而,TBL教学模式却能很好地解决这些问题,实现在大班课堂上进行小组教学的模式。它提倡充分、合理利用各种资源提高学习效率,符合现代教学的趋势。因此,TBL教学模式能很好地改善中国医学教育"学生多、资源少"的现状,弥补中国传统教育模式下医学大课系统讲授法的不足。

(2) TBL教学模式能提高学生自主学习的能力,使学生建立自主学习的观念,有助于培养学生终身学习的能力:在TBL教学模式中,课前预习和团队讨论等过程就是自主学习的过程。TBL教学模式以团队为基础进行教学,提倡进行课前预习和预习确认测试,并在教师的指导下开展团队讨论,以促进学生利用团队资源进行自主学习。这种教学模式可以充分调动学生的主观能动性,提高学生的自主学习及查阅、分析文献资料的能力,从而把学生培养成真正的终生学习者。

(3) TBL 教学模式能培养学生分析、解决问题的能力,有利于培养其临床思维:我国医学生习惯传统教学方式,被动地学习,被动地接受知识,因而相当缺乏分析解决问题的能力和临床思维的能力。在 TBL 教学模式运用过程中,教师从临床真实病例中给学生提一些问题,让学生以团队为基础解决这些问题,在此过程中,学生就会产生各种新问题、新想法。在学生通过自己的努力解决这些问题的过程中,他们发掘了自身潜在的能力和创新思维,锻炼和培养了学生分析和解决问题的能力,有利于培养临床思维能力。

(4) TBL 教学模式能提高学生的综合素质:培养综合素质高的实用型人才是当代职业教育的主要目的之一。TBL 教学模式能够提高学生的能力,促进学生综合素质的发展,其中包括提高学生口头表达能力,帮助他们建立良好的人际关系,增加团队合作经验,增强学生的团队协作意识等。在 TBL 教学模式的各个环节中,学生的综合素质在无形中得到了发展和提高,从而逐渐成为适应医学科学发展需要的高素质、实用型人才。

(5) TBL 教学模式重视对学生学习成绩的形成性评价,评估体系更为科学合理:传统的教学模式是在课程进行的中段及结束后进行统一考试,由于授课过程较长,有的课程甚至是跨学期教学,学生在这种模式下就容易养成短期记忆的习惯,学习了后面的知识忘了前面的知识,导致学生在考试前"临阵磨枪",不利于正确评价学生的真实水平。TBL 教学模式的评分方案将个人预习测验成绩、小组预习确认测验成绩、学生之间的相互评价、单元课程学习期间的小测验成绩等都纳入平时成绩的评价体系之中,并在多个单元教学中形成多次的平时成绩,再加上期末考试成绩,共同构成学生该门课程的总成绩。因此,TBL 教学模式的学生学习成绩评价体系既注重学习过程评价,又注重终末性评价,更有利于调动学生平时学习的积极性,有利于学生对所学知识的渐进性掌握。这自然会使学生更为牢固的掌握学过的知识。

中山大学附属一院妇产科教师陈海天认为:TBL 教学比较适合在妇产科教学中使用。他认为,TBL 教学在妇产科学课程中能发挥正向作用,主要是缘于该课程的独特性,妇产科学融合了医学基础理论、内、外、妇、儿等多学科知识为一门独特学科,更要求学生能综合性运用各个学科的知识分析和处理问题。妇产科学的特点决定了医生除需要与专业内医师的合作,还需要具备良好的沟通协调能力与多学科、多专业的医师之间进行协作。因此,培养团队精神和加强团队合作能力是教学的重要任务之一。结合教师们的研究结果,TBL 教学法尤其适合妇产科教学。在 TBL 教学的各个环节,无论是课前预习还是课堂讨论以及课后考评,学生在学习基本概念的基础上,为解决问题往往需要走出教科书,通过多种途径查阅更多专业文献资料,甚至包括跨学科的知识,增加了知识的整合。以小组为单位的学习方式存在竞争性,促进团队成员之间的合作、讨论,无形中提高了学生的沟通能力,锻炼了团结协作精神,综合能力的提高促进了学习成绩的提高,从而达到满意的教学效果。因此,TBL 教学法在妇产科理论课教学中具有可行性。

同时,她对在妇产科教学中应用 TBL 教学的不足也提出了见解。她认为,首先 TBL 教学模式的实施对习惯于传统教学的教师提出了挑战。如何选择合适的教学单元、设计知识点;如何提出问题引起学生深入思考;如何设计考评系统;如何掌控课堂节奏,调动所有学生的积极性,这些问题对教师提出了更高的要求。其次,团队的组建是 TBL 教学法中另一关键因素,每个团队成员都应该在学习过程中产生重要作用,不能让某些学习能力较差的学生产生被轻视的感觉而放弃参与,失去学习兴趣,拒绝接受 TBL 教学模式。因此,要求教师在团队划分和教学各个环节中仔细观察团队成员的表现,接受学生的反馈信息,及时调整团队成员状态,让每个成员都有机会完成不同的任务,形成各个团队强大的凝聚力。

总之,依据医学教育改革的方向和现代医学生的培养目标,TBL 教学能够激发学生的学习兴趣和热情,培养学生的主动探究精神和团队意识,提高学生的自主学习能力、语言表达能力等综合素质。该模式在妇产科理论课教学中得到学生认可并能取得很好的教学效果,具有可行性。

一位长期负责医学生临床见习带教的教师,认识到一个迫切需要解决的问题——如何在有限的临床见习时间里,让学生们真正学有所得,将课堂所学知识与临床实践有机结合,真正体验到课堂所学知识的实用性,使书本的知识变成活生生的实践技能,从中培养学生临床思维和医学素养,锻炼其临床技能,使他们看到病人会看病,提前进入医生的角色,在实践中磨炼医学基本功? 因此,她在其见习带教中恰当应用了案例教学结合 TBL 教学的方法,引导学生将医学基础知识与临床病症融会贯通,激发学生的学习兴趣和积极性,将学生被动学习的状况转变为主动学习,提高了分析、解决问题的能力;同时也较好地锻炼了学生对于相关内容的组织和表达能力,培养了学生之间互相沟通的能力,促进了学生对于相关知识的理解、掌握和应用。最后,她总结出了临床见习带教的新模式,即:课堂理论知识教学作前提——教师课前发放见习案例要点——学生查找资料——临床案例知识点考核——教师提出问题——学生分组讨论并回答——教师总结讨论内容——课后案例作业等多元应用的模式。案例教学中贯穿 TBL 教学的模式,让学生的学变得主动:事先根据教师指定的教学内容和要点进行独立的课外学习,在有限的见习时间里参与和促进小组讨论,为本小组的方案进行申辩,形成主动参与式的学习、互助性的学习和问题式的学习,提高了学生对医学的学习兴趣,从而扎实掌握理论知识和实践操作能力,使其临床思维能力与诊疗操作得到扎实训练,并逐步形成一定临床思维且日趋严谨。

一位在护理学教学中使用 TBL 教学方法的教师体会到,TBL 教学方法在我国高等院校尚处在初期探索阶段,有很多问题值得进一步思考:①并非所有的课程都适合 TBL 教学,即使是同一门课程中,也并非所有的内容都适合,因为 TBL 教学模式需要学生学会综合运用前期多学科知识,从多角度、多层面思考和解决问题,既要有知识的深度,又要有知识的广度。②在 TBL 教学模式中,教师要扮演学科专家、资源引导者和任务咨询者等多重角色,同时要面对多个小组,这对教师的知识、能力及课堂的驾驭能力都提出了很高的要求。③TBL 教学效果的评估方法,如何更好地激发学生分析问题的能力,在大班中开展 TBL 教学等问题都有待于在今后的实践中不断研究和完善。

联合国教科文组织提出教育应做到使学生学会认知、学会做事、学会共同生活、学会生存,而教学改革的不断深入也是为了迎合社会对多元化和创新综合型人才的需求。作为教学第一线的工作者带进课堂的不仅是课本、情感和信心,每一堂的课更是承载了教师的基本使命。通过对当前比较流行的 PBL 和 TBL 两种教学法进行对比分析,可以得出以下结论:

(1) PBL 教学法能够提高学生的学习效率,加深对基础知识的理解,并运用知识和技能解决实际生活中遇到的问题;而 TBL 教学法引导学生自我导向式学习,有利于学生拓展思维、深入思考,成为积极的人和合作的人。无论具体的教学模式如何,两者都体现了科学的教学理念。

(2) 每种方法都有其特色及闪光点,在实际应用过程中也都存在一些局限,我们可以在教学实践中提炼二者的精华,形成优势融合,在学习借鉴的基础上采取 PBL 与 TBL 相结合的有效的教学模式。

(3) 教无定法、学无止境,没有放之四海而皆准的教学法,我们能够做的就是根据学生特点和教学条件,根据不同课程和不同内容而采取相对有效的教学方法,最终达到传递知识、传递智慧的目的。

第三节　医学生的体会与思考

作为教学改革的直接受益者——学生,他们对 TBL 教学的实施情况如何评价呢?为了真实地反映我们的改革实践效果,在2012年4月《生理学》循环系统 TBL 教学公开课演示后,同学们就 TBL 教学的课堂以及他们的想法进行了报道,题名

为:生动有趣的"循环生理"课——记一堂TBL教学公开课,全文如下:

2012年4月14日下午15:30,国家级教学名师、我校生理学教授王庭槐在北校区新教201课室,为09级八年制医学生以及来自中山医学院、附属第一医院、广东药学院的众多教师,演示了TBL教学模式。每一次TBL的成功探索,都为这个教学模式的推进奠定了坚实的基础。从第一次TBL教学开展以来,它已经在我校乃至我国基础教育领域取得了良好的口碑。

本节授课内容是"循环生理",王教授在以前实践教学的基础上做了进一步的完善和改进。首先,他对TBL教学的历史、国内外开展的概况做了一个简短的介绍,使在座的每位同学对即将开展的TBL教学充满了浓厚的兴趣,这为后续教学工作的展开打下了良好的基础。接着全体同学每人完成一份个人测验题;10分钟20道题目,刺激而充满挑战。然后是小组练习阶段,同学们经过紧张、激烈的讨论后,通过刮开选项被覆盖了的答题卡来获得小组练习的答案,刮到空白就继续讨论,直至得到正确答案为止。最后的应用性练习环节将本堂课推向了高潮,该环节每组同学得到A、B、C、D、E五个选项牌,各小组举牌示意自己的选项并派一位代表陈述理由,持有异议的其他小组可以采取相互辩论的形式说服对方,期间同学们展开了激烈的争辩,现场不时爆发出热烈的掌声。期间,王教授围绕同学们仍存有异议的问题和答案展开了热烈的互动,以启发的方式鼓励同学们共同寻找问题的最佳答案。课程气氛异常活跃,同学们的反应也相当积极,真正达到了以学生为主体、以问题为主题的教学目的。

师生互动、讨论、分组讨论气氛热烈,同学们争相举牌,在出现不同的观点时争论得面红耳赤。

课堂统计表明,90%以上的同学认为TBL的教学方法能调动同学们的学习积极性。同学对本次TBL教学给予了高度的评价,还有同学在微博上写道:"虽然才一节课,就觉得王庭槐是个好教师,无关名望,只冲着他能听懂学生的问题,从学生需要的角度来解释问题。"参与观摩的不同学科的教师也一致认为,这种新型的、充满活力的教学模式已逐步改变了传统教学中以教师为主体的教学方法,能够有效促进学习者团结协作的互助精神。它的历次成功举办有望对我国基础教育模式产生深刻的影响。

为了更加全面地了解同学们对TBL教学的感受,医学教学管理部门分发了调查问卷,就TBL教学理念、课时安排、案例撰写、评量标准、讨论形式、教师作用等热点问题作了调查,同学们各抒己见,提出了很多开放性问题与建议,下面就一些建议进行摘抄:

(1)希望教师能在开课前一周发给学生预习的教学资料:多数同学反应预习资料的编写很关键,希望前期课程的教师提供的预习资料,希望能获得更加贴近临床案例,在语言描述以及内容编排上更加引人入胜;另一方面,临床课程教师提供给学生预习的教学资料,在相关的实验室检查项目上的内容要尽量详细,有助于学生查找相关信息并进行验证。

(2)希望部分教师加强对整个课堂的掌控能力,避免课堂秩序不良;有些教师甚至在相对重点的教学内容方面,有"滑过"之嫌,不能排除对于该部分的教学内容,教师可能比较生疏或者根本没有准备。

(3)希望教师能更多地在课堂上照顾多个小组的多个同学的表现,而不只是临近讲台的几组同学的表现;也不要只关心那些活跃的"核心成员"的表现,应随时调动在小组中"默默无闻"的同学发言。

(4)希望教师能将关注点不仅仅放在同学们对问题本身的回答内容是不是正确方面,而是更多的关注同学们的学习态度、思考问题的角度、分析问题的方法,以及是否有参与讨论的热情等。

(5)希望部分同学花过多时间讲解某个答案时,教师能适当引导其缩短时间、讲清要点即可,避免占用过多的"公共时间",而应该将更多的时间留下来给更多的同学发表见解。

(6)希望教师能将更多的时间分配在一些难点内容部分,比如组内和组间对同一个问题出现不同的答案时,也正是同学最不容易理解的内容部分。

(7)希望教师设计的临床案例教学与教学大纲内容结合更加紧密,更具有真实性、典型性、鲜明的目的性。

(8)希望教师事先将临床示教病案所涉及的疑难点(如病史、体查、诊断、鉴别诊断要点、诊疗方案中的疑难点等)精心设计制作成幻灯片,并注重一环扣一环,引导学生不断参与其中;并注意突出疑难点,在课堂授课开始时简要讲解,切忌泛泛而谈。

(9)希望学校开放更多的资源(图书数据库、网络、教学参考资料与专业参考书等),以利于学生收集资料、自学相关知识、独立思考,做好前期知识准备。

(10)希望教师加强引导,尤其是当持有异议的小组间展开"偏离轨道"的辩论时,要适当将他们"领回正常轨道",避免离题万里。

(11)希望管理部门能对一个学期内同一个年级开展 TBL 教学试点的课程适当协调,避免学生在一个星期内的压力过大。由于学生在课前要完成教师布置的综合性学习任务,对医学生的素质、能力尤其是自学能力的要求会较高,且会花费学生的很多时间。因此建议在一周内,开展 TBL 教学的课程不超过一门,学时在 3 学时之内。

(12)希望教师能在总结部分,除对知识点小结外,还要将讨论中的精彩片段和精彩论点进行回顾与肯定。

国内医学教育改革进入了一个关键时期,改革逐渐走向深入,改革传统的说教式教学模式是大势所趋,医学教育工作者应全面审视改革的成果和面临的挑战,寻求一种能使广泛学生受益的教学模式,因地制宜、因材施教,针对更广大的学生群体开展 PBL/TBL/CBL 等多种形式的教学。这将是近期内深化医学教育教学改革的一项重要任务。

第四节　教育专家的体会与思考

关于如何才能更好地推动 TBL 教学在国内医学院校的实施? 在国内首推并实践 TBL 教学、获第三届国家级教学名师奖、中山大学中山医学院生理学教授王庭槐认为,要重点从以下两个方面正确认识和设计。

第一,教育管理者、一线教师和学生必须真正理解和体验 TBL 教学的真实内涵:是一种超越"以教为主"、课前准备、课内组织和课后学习都不同于讲授式教学的教学模式,而不能仅仅只当 TBL 教学为一种教学法的改变。教学管理者、教师在相应的教学内容的准备等方面,应该花更多的时间钻研和设计,而不只是在科学知识层面组织和设计教案内容,应融入人性元素、行为、伦理、社会等因素的思考,并体现在教学内容中。

第二,教育管理者、一线教师和学生必须认真研究 TBL 教学的配套措施,尤其是评价体系的构建和实施:既然在 TBL 的教学内容设计中融入了知识以及行为、伦理、社会等元素,那么,学习者对以上学习内容的掌握情况如何? 如何设计有效的评量体系来测量效果? 应该设计一种有助于评价学习者的学习内容和学习过程(比如在解决问题的过程中的探讨问题的过程等等)的评价体系。

Arletta Bauman Knight 是一位资深的医学教育专家,他分析了一些在不同学科实施了 TBL 教学的教师的经验,为如何恰当地使 TBL 教学提供了很多有益的建议。以下内容译自 Larry K. Michaelsen,Arletta Bauman Knight,L. Dee Fink 等所著的 *Team-Based Learning*:*A Transformative Use of Small Groups in College Teaching* 中的 Team-Based Learning:A strategy for transforming the quality of teaching and learning.

以团队为基础的教学 (TBL)——彻底改变教学质量之策略

本章回顾十位撰写本书第二部分"经验之谈"的教师的经验,为正思量如何运用 TBL 的教师提供重要参考。作者 Knight 借鉴各教师的经验,一一解答多条主要问题,例如应否使用 TBL,怎样有效使用 TBL,以及 TBL 能带给教师和学生哪些好处。

　　本书由两部分组成：一部分阐释 TBL 的概念，另一部分以例子说明 TBL 作为复杂、但实际具有指导意义的教学方式，其价值何在。我们（编辑）认为，虽然 TBL 说不上为解决所有大学教育问题的万能之计，但绝对能解决教师现今面对的多条难题。

　　我们对团队学习的"力量"坚信不移，主要是因为它能对学生的学习产生巨大影响。当我们把视线从"我该教什么？"转移到"我希望我的学生学习什么？"时，效果或许会好得让人意想不到。Larry Spence(2001)在一篇文章里对为以学习为中心的教学方法提出支持论据时，打趣地说道："重点不在于教，真是愚不可及，重点在于学！"如果人们接受教学方法取决于学生学习素质的观点，那么 TBL 是值得教师考虑的不二之选。

　　对于那些正在琢磨是否使用 TBL 或尝试找出其特有价值的读者，本书第二部分汇集了多位 TBL 使用者的真实经验，大概为支持这种独特的教学方法提供了最有说服力的论据。书中第二部分的篇章举出多个例子，清楚阐述 TBL 的成功实证。从我们的经验得出，运用 TBL 时，只要能遵循本书第一部分提出的原则，成功几乎是可以保证的。

　　此外，本书第二部分叙述的教师经验，展示出 TBL 其实适用于任何学科、几乎任何课堂规模和任何文化背景的学生，且肯定不只限于人文学科的小班课堂。有鉴于此，作为本书的总结篇章，本章会重温书中第二部分"经验之谈"中涉猎到的重点主题。

　　我们固然希望能成功说服读者采用 TBL，但我们明白，读者是否愿意欣然接纳新的教学策略，会受到各方面的因素所牵制，尤其是碰巧他们现时采用的方法已相当有效。鉴于这个想法，我注意到反复出现在本书第二部分的三大主题，来帮助读者过渡到 TBL。本章的首节集中探讨采用新教学策略的决策问题，例如克服最初的怀疑心态和解决对涵盖教学内容的忧虑；第二节阐述 TBL 在不同课堂情况中的应用；最后一节讨论使用 TBL 的诸多好处。

决定尝试 TBL

　　毫不意外，所有参与撰写本书第二部分的教师，都对工作专心致志。而且，几乎所有教师的教学都非常成功，教学奖项和正面的学生评价便是他们成功的记载。非常有趣的是，很多被认同的教师均以授课作为他们的主要教学策略。然而，讽刺的是，尽管这些教师的授课式教学备受赞赏，他们授课时也会遇到挫折。例如，Dinan 写道，虽然他授课时奋力阐释教材的内容，学生的考试表现依然欠佳。Goodson 报告道，她的学生上课时难以投入。Streuling 评论说，"学生只是学习过程中的被动参与者"。Herreid 也写道,即使学生认为他们明了授课内容,他们的考试成绩仍不及格。此外,许多教师(如 Dinan)在报告中指出,由他们授课的班级中,学生的退学率和不及格率很高。

虽然有很多根据(例如,教学奖项和正面的学生评价)来支持他们沿用目前的方法,某些教师还是愿意冒险改变现有的教学方法,但对于他们,维持现状当然是较稳妥的。多个教学奖项和正面的学生评价的确会让人想起一句古谚语:"东西没损坏的话,那就别去修理它了。"然而,那份为了提高学生学习素质的关切,使教师鼓起勇气,使他们摒弃现有的成功而尝试一种新的、令人兴奋的和创新的教学策略。从教学奖项和学生评价的角度来看,他们的教学"并没有损坏";但是,从学生学习的角度来看,他们的教学还有改善空间。

更为有趣的是,许多教师虽然愿意牺牲自己之前已取得的成功,实际上却相当怀疑 TBL。以下的段落陈述了他们究竟抱有什么怀疑。

克服最初的怀疑心态

虽然我们相信任何 TBL 的使用者都能取得成功,但我们也能理解新使用者的怀疑心态,并发现这些心态包罗万象。举例说,有些教师:

* 当自己还是学生时,在团队学习中曾遇上不愉快的经历;
* 曾尝试 TBL 但失败,因为他们不懂得如何融入把群体建立成团队的必要元素;
* 担心教材不能被充分覆盖,因而影响学生的学习;
* 担心要回答同事或管理者对 TBL 的疑问。

以上这类怀疑心态的例子不胜枚举。然而,从我们屡次见证到的,以及各教师在前面篇章所报告的可知,只要我们能遵循适当的程序,采用 TBL 必定能取得成功。Streuling 教授(第九章)首次采用 TBL 的经历真是糟透了,第一次尝试 TBL 时,他犯了一个严重错误,就是要学生以组别形式撰写一份学期论文。很不幸地,他同时也违反了其他原则,例如,他容许学生自由组队,但却没有让队员互相评估,学生对此感到相当不满,因此 Streuling 教授得到的学生评价分数是历来最低的。学生的负面评价严重打击了 Streuling 教授的自尊心,因此他认定自己不适合使用 TBL,并重回到授课的教学模式。幸运的是,他后来参加了一个由 Larry Michaelsen 主持的 TBL 工作坊,并决定重新尝试 TBL。这次,他纠正了以前的错误,也就是说,他遵循了 Michaelsen 提出的指导方针:

(1) 必须妥善组织团队,即是要由教师选择每队的成员。

(2) 程序必须到位,以确保学生负上对自己和对团队的责任。

(3) 所有队员必须为团队作业作出贡献。

(4) 教师必须即时和经常向学生提供反馈。

(5) 教师必须让学生评估其队员的表现。

现在,Streuling 教授报告说,学生上他课时不再冷漠,因为学生会真正参与到学习过程中。有时候,当要转到下一份作业时,学生仍非常投入于前一份作业,让 Streuling 教授花上一定气力才能说服学生抽离一下。此外,更令人满心欢喜的是,学生现在对他的评价,比他以授课形式上课时要高。

Goodson 教授是另一个起先对 TBL 持有怀疑态度的教师。她还是学生时,曾在小组学习中留下不快经历。然而,她认为自己有必要采用 TBL,这是由于她在现时使用的授课和小组讨论形式中遇到相当大的困难,她对授课中作讨论的形式感到尤其沮丧,因为她的学生经常没有预习,从而导致课堂讨论往往失败。但是,当她开始使用团队小测后,情况便截然不同。以往毫不投入的学生,如今会积极辩论和捍卫自己的观点。Goodson 教授报告说,能在这么短时间内就收到良好效果,真让她"赞叹不已"。

教师对 TBL 存有怀疑的确是可以理解的,但 Streuling 和 Goodson 以及其他教师的多个例子可以证明,未能成功采用 TBL 一般都是执行不当的结果。而很幸运的是,这个问题是可以解决的。

对教材涵盖度的忧虑

教师对 TBL 最常见的忧虑,也许是认为 TBL 不可能涵盖所有教学内容。Lucas 教授(第十章)和她的同事,都颇担心 TBL 会令学生的学习受到影响,他们间接提到许多教师都担心的问题:"如果教师没有提到,学生就不会学到"。这个想法非常普遍,但以下的有力证据足以推翻这个想法。例子如下:

• Lucas 使用 TBL 后报告说,学生透过团队学习吸收新知识,与他们在传统的授课环境里学习得一样好。事实上,一次团队活动能涵盖至少十四个不同课程的概念。

• Dinan 写道,当两种教学方法在同一个课程同时采用时,授课形式的课堂进度比不上 TBL 的课堂。TBL 的课堂可以多覆盖 10%~15% 的课程材料。

• Goodson 告诉我们,由于 TBL 可以涵盖得更多,她甚至可以教授课本以外的内容。

• Herreid 报告说,透过 TBL,他可以覆盖所有他想要覆盖的内容。

• Cragin 发现,即使是符合国际标准的课程设置,所覆盖的内容并不是关键。事实上,他认为 TBL"增加了学生学习的宽度和深度"。

• Nakaji 告诉我们,"队员为彼此解释概念,让他们更深入和更易于理解当中的核心概念"。采用 TBL 前,到中期考核时 Nakaji 只教授了两个篇章;但转用 TBL 后,仅仅在下半个学期就能覆盖剩余的六个篇章。

鉴于我们的集体经验,以及上述的论证,我们相信,所有能恰当执行 TBL 的教师,都可以消除涵盖教学内容的疑虑。

到目前为止,在本章中我们一直在探讨对采用 TBL 的忧虑,现在是时候转移重点,看看这个教学策略怎样在无数的个案中发挥优秀的作用。

TBL 广泛应用到各类课堂

直觉上,人们可能会认为团队学习对涉及讨论的课堂,比如是人文学科和社会科学的课堂最为有效。但事实恰恰相反,读者只要参看本书阐述的教师经验,便会知道 TBL 已成功应用到多个不同学科。例子如下:

• Dinan 教授把 TBL 应用到"高含量"的学科,包括有机化学和普通化学,结果相当成功;

• Streuling 教授把 TBL 应用到高度细致的会计学,结果非常有效;

• Popovsky 教授已成功把 TBL 应用到自然科学的课堂,包括植物学和微生物学;

• Herreid 教授报告说,TBL 让他的进化生物学课堂取得巨大成功;

• Goodson 教授已成功把 TBL 应用到她的社会学和行为科学的课堂里;

• Lucas 教授成功把 TBL 应用到她的法律研习班;

• Nakaji 教授通过采用 TBL 使其人文学科的课堂进展得相当成功;

• Cragin 教授、Freeman 教授和 Michaelsen 教授已在他们各个商业科的课堂里非常有效地运用 TBL。

尽管各位教授所教的学科迥然不同,他们汇报出来的结果却非常相似:由于采用了 TBL,学生的出席率有所上升,而流失率则下降;学生更愿意在课前预习,并且与队员通力合作,解决各种各样在现实世界中出现的难题。

TBL 除了在不同学科发挥非凡的作用,本书第二部分的篇章也提供理据,阐明 TBL 也可以成功应用到:广泛的课堂类型,包括网上课堂和大班课堂,包罗各类型学生的课堂,以及涉及广泛文化背景的课堂。

网上课堂

怎会有人相信 TBL 可应用到大量时间都在线上进行的课堂里?我们认为 TBL 需要在传统的课室环境进行的旧有想法,被澳大利亚悉尼科技大学的 Mark Freeman 彻底推翻(第十四章)。他采用"包围式"活动,如角色扮演和辩论,成功把

TBL 应用到大部分时间都被电子环境包围的课堂里。

Freeman 指出,透过网络进行角色扮演和辩论,可发现一些在传统环境里同样活动中找不到的好处,例如,当学生在网络上辩论,他们有充分时间组织其论点,因而免受要马上作回应的压力,这特别帮助了非以辩论语言为母语的学生。此外,由于有较多额外时间反思,学生可作出更佳的回应,他们还可以透过超链接引入其他数据来证实他们的论点。

与辩论一样,在网络进行角色扮演练习,也收到了在传统环境练习中得不到的效果。例如,在电子课堂进行练习,其中一个或最大的优势便是可以匿名参与。由于没有人知道是谁在扮演某个角色,学生可以抛开会冒犯同学的顾虑,全情投入演好其角色。此外,由于学生能忠于其个性去设法思考如何解决和应对现实生活的各种问题和危机,因而能从全新的角度出发,走进另一道学习之门。

大班课堂

当提到使用学习团队时,不得不说班级大小也对教学效果无多大影响。第十一章里 Larry Michaelson 分享了他在 100 多位学生组成的班级里运用团队导向的教学的成功经验。他说,即便班级很大,TBL 的教学效果事实上和小班上课一样。换句话说,学生能更积极地参与学习过程中来,新成立的小组联结成学习团队。此外,不论是学生个体还是学习团体,都会给予即时反馈,有机会参与整班讨论,同时也有机会与指导老师相互交流,正如他们在小班上课时一样。

Michaelson 写到,为适应大班上课,需要作出的一个主要调整就是物流配置方面。也就是说,须特别关注解决课室的实体环境这个问题,座位配置自然成为主要关注的重点。一旦作出这些调整,班级的大小就不再是个问题,教师和学生都能体会在团队中彼此学习的益处。

残疾学生

学习团组成的多样性简直令人不可思议,或许最激动人心的案例莫过于在残疾学生团队里也彰显了这种教学方法的有效性。当了解到 Melanie Nakaji 成功采用完全由失聪学生组成的团队教学时我们是如此的兴奋(见第 8 章),也很开心地知道失聪学生如同听力正常的学生一样也能从学习团队这种组合里获益。构成成功的学习团队的每一特定要素,如准备过程保证评核,小组练习,同学互评等,对失聪学生来讲也非常适用。

Nakaji 表示,在使用 TBL 教学之前,学生勉为其难地来上课,对讲课内容也提不起兴趣,也不怎么参与课堂活动,或要么不交作业,要么迟交。运用 TBL 后,课堂上最显著的变化是课室气氛的巨大改善。因为小组作业对学生来说真正具有挑战性,学生表现出的无动于衷或不感兴趣也不再是问题,取而代之的是学生有学习的动力和与同组员合作的欲望。Nakaji 用以下评论总结教学的成功之处:"团队导向的教学提供了挑战平台,给予失聪学生学习和整合核心概念的动力"。

学习团队与残疾学生成功结合的案例并不止于 Melanie Nakaji 针对失聪学生采用的教学策略。本书第7章中 Goodson 提到这种团队教学过程对注意力缺陷患者抑或考试焦虑症患者均可起到非常好的教学效果。Goodson 发现只要能让这两组学生"老实"待在课室,他们就能成功融入学习团队中。她采用了以下策略以免学生退出课程:当学生在课程刚开始阶段非常焦虑时,通过耐心倾听他们在团队合作中的种种担心以抚平他们的恐惧情绪;当听完他们后,她要求学生至少尝试一些准备就绪的评估测验。她认为,对残疾学生来讲,课程开展成功的关键是确保学生有机会经历作为团队成员朝共同目标一起努力工作。待学生真正经历和感受时,指导学生将此经历反馈给她。

Goodson 提到在经历团队学习后,鲜有学生对课程作出投诉,也没有学生退出课程。最意想不到的是,其中一位患有 ADD 的学生居然说她"爱"上这种学习方式,因为她再也不用傻傻地坐在那等整个75分钟的课程结束,这曾是一种折煞人的经历。

少数民族学生和非本地学生

Goodson 在第7章也讲到针对少数民族学生的团队教学所取得的成功。她的班上主要包括西班牙学生,英语对他们来说算第二外语。由于这些学生是非本地生,Goodson 和她同事也总担心,当使用这种依赖学生自主阅读的教学方式时,可能不能覆盖最基本的课程内容;同时也担心非本地生与以英语为母语的学生交流时有困难。然而,Goodson 发现事实上情况与她所担心的正好相反。对文本有阅读和理解困难的学生从来就不是一个问题,他们完全有能力自己去解决。事实上,针对此问题 TBL 还具备了两大优势:英语有困难的学生如果他们能反复阅读文本,比他们在普通课堂上更能真正理解文本内容,这是因为他们在普通课程中理解材料的主要机会在于快速通过测试;此外,非本地生仅需通过向以英语为母语的组员寻求帮助,就可找到另一种克服阅读困难的方法。Goodson 提到她经常发现非本地生早早来到课堂,能得到其他组员的帮助。按照 TBL 真正的教学精神,学生在课程中能互相帮助,互相学习。

世界上不同文化背景的学生

尽管我们已报道过不同科目、大班上课和少数学生个案的团队学习所取得的成效,我们同时也相信我们有充足的资料支持团队导向的学习策略对不同文化背景下的学生同样有效。在12,13,14章中,我们有报道多种不同文化背景组成的学习团队的成功教学案例:Freeman 在澳大利亚的教学案例就非常成功,Popovsky 在捷克共和国所采用的教学同样非常成功,类似的成功案例也出现在 Cragin 在中国及世界30多个其他国家授课的情景中。

　　令人惊讶的是,这些老师都发现,尽管学生文化背景不同,但作为学习团队的一员与同龄人组合在一起学习的机会远远超越了他们本身的文化规范限制;他们组合在一起的结果之一便是他们参与的热情度怎样。或许有人会认为,"参与"和"互动"却不是中国或前共产主义阵营国家诸如捷克共和国学术课堂上所持有的特点。然而,我们的两位教授在尝试给这些学生进行 TBL 授课时,他们恰好能表现出这些特点:Popovsky 写到他的捷克共和国的学生在讨论中变得"很勇敢";Cragin 也提到他的中国学生一旦克服了团队中互动学习的陌生感,就能"在学习过程热情度高涨"。更为重要的是教师对学生学习质量的评价怎样,Popovsky 提到当学生在组内一起学习时,他们对应用型问题的回答会变得"更丰富和更详尽"。

　　Cragin 做得非常好,他总结了 TBL 在不同文化背景的学生中实施的成效,他概述道:"毫无疑问,TBL 相较于传统教学方法,促使学生能更深刻地理解概念和将所学到的知识保留得更久"。

学习团队的益处

学生一起学习

　　我们的老师提到,与传统授课方式相比,TBL 教学不再使学生在课堂成为知识被动接受者,学生的被动性大为降低,这是因为 TBL 作业的性质给学生提供了主动学习的环境。正如前面所提到的,Streuling 解释说,他的学生常常表现得如此投入这项作业以至于没什么事情可转移他们的注意力。正是这个携手努力共同解决问题的过程使得学生间建立起一种联结在一起的感觉;有一种真正的团队归属感促使学生常来上课,更为重要的是有准备地来到课堂。Dinan 提到,整个学期中他能观察到团队学生间支持力量的增强;Herreid 在他的点评中总结道:"一旦团队建立,学生会意识到他们的缺席会伤害其他新朋友"。

学习效果的改善

　　无一例外的是,前面章节中的所有老师都提到,在执行 TBL 教学后学生的学习效果有所改善。事实上老师们一致认为团队学习确实能促进学生批判性思维的发展。学生从单单对摘要概念的听、读转变为与团队成员一起将这些概念应用于解决实际存在的问题;此外,学生通过对概念、问题、观点等等的强化理解能将学到的知识记得更久。Cragin 提到,他绝对相信 TBL 相比传统教学手段促使学生对概念理解得更为深刻,记忆得也更为长久。事实上,他的学生在毕业很久后曾多次打电话或写信给他,说他们记得在他的课堂上所学过的知识并能成功地运用。

丰富的回馈

无论对于老师还是学生，当团队学习策略合理实施时，所获回报是颇为丰富的。Streuling 指出 TBL 最大的好处之一便是教师的压力水平降低了，因为学习的责任由过往的教师身上转移到学生身上；换句话说，实行 TBL 教学后，学生更积极地参与到学习过程中，这样老师就能放松，并再次享受教学过程。

Herreid 也有观测到 TBL 一大重要的益处：他提到在整个学期持续进行过程中，学生不可能像在其他以讲授为主的课堂中一样一直处于隐形状态，因为小组中没有任何一人是可以匿名的。也就是说，当学生对他们的小组作业不努力跟上时，他们同组组员很容易发现，这也容易导致他们不能在准备作业评估测试中或小组作业中出一份力；这种曝光状态能创造出真正意义上的责任感，学生很快便能有准备地来到课堂。而且经过一段时间后，学生对自己所在团队的信心日渐增长，以至于他们乐意且能够在极少需要甚或无需外界帮助的情况下处理困难任务。

此外，那种追求覆盖全部教学内容的做法也一去不复返了，而且老师们也提到 TBL 教学法较传统授课法能覆盖更多的内容。或许 Lucas 说得最为贴切，她解释道：在历经近 10 年的教学后，她已停止担心不能覆盖"每个观点"；她更相信应以培养学生的批判性思维能力为重，知识内容的覆盖度不是 TBL 教学最关注的。

运用 TBL 教学方法能让教师放松和享受教学的另一原因是他/她无需担心成为课堂上注目的焦点。也就是教师可以从此摈弃"娱乐者"这个角色，因为他/她不再需要想办法让课堂变得有趣。当小组任务合理分配时，学生都沉浸在活动中，不再需要"娱乐"了。教师也评论道，从课堂中得到的释放能让他们在教学过程中更亲近学生。有几位教授也提到，TBL 实行后他们有机会了解学生个体，而这在以前的授课中是从不可能的。

随着老师对学生逐渐了解，学生也更加联结成一个团体。事实上，许多时候学生在此期间发展的友谊能一直持续。举个例子来讲，高年级学生提到与同班同学的友谊是在大一新生时与同组成员一起努力学习时建立的。而且，学生在经历 TBL 学习后的许久，仍能在接下来的学期中形成自己专属的团队。

结语

采用 TBL 教学方法最有力的理由或许是它对教师的最终效应。我们有几分惊讶又常常颇为高兴地看到有很多次老师们使用"欣喜"这个词来形容他们 TBL 的教学经历。看到学生们成长为能为自己的学业负责的年轻人，老师们不厌其烦地提到了他们的喜悦之情；有几位教授还提到，他们又重拾课堂的乐趣了。Streuling 教授现已接近退休年纪，他提到他非常享受使用团队导向的教学方法以至于他可能打算就这样永远教下去了；Goodson 将自己团队教学法的经历形容为"弥足珍贵、激动人心"以至于她从没想过尝试其他方法教学。Goodson 有力地总结道:"听到学生说他们能从 TBL 中学得更好、更快、记得更久,并且能结交新朋友和学习如何团队协作,这对每一位教授来讲都是一项很宝贵的奖赏。"

当我们老师有机会使用某种能极大程度地改善学生的学习效果,同时也能激励和"迷住"老师教学策略时,为什么不去试试呢?

第七章　TBL 教学相关的标准化表格

表 7 - 1　TBL 教学实施的安排表

中山大学＊＊＊＊学院＊＊＊＊教研室＊＊＊＊年度＊＊＊课程 TBL 教学实施安排表

学期	周次	日期	节数	授课对象	地点	课程	内容	教师1	教师2	备注

表 7 - 2　TBL 教学学生学习态度评价表(由中山大学 中山医学院王庭槐教授设计、提供)

＊＊＊＊学院＊＊＊教研室＊＊＊课程 TBL 学生学习态度评价表教师:

1. A. 学习态度非常认真,积极主动学习,发言踊跃,能充分协调促进小组成员学习
   B. 学习态度认真,主动学习
   C. 学习过程中比较被动
   D. 基本不参与本次学习、讨论
   在本次 TBL 学习中,请根据以上评估标准分别对本小组成员进行评分
   姓名评分

2. 请您对 ＊＊＊＊TBL 教学调查进行满意度评价
   教学方法(　　) 教学内容(　　) 教学效果(　　) 主持教师(　　)
   A. 满意　B. 不满意
3. 您对此类教学活动有何建议?

表 7-3　TBL 教学项目申请书基本体例

负责人情况介绍

备注：

1. 优先考虑课程负责人或教学主任；

2. 临床课程：应是近两年有承担有理论授课、见实习教学的副高或以上职称的教师。负责人一年只能申报一个项目。采用 TBL 教学的学时数应占总学时5％～10％，取得成功经验后逐步推广。项目团队需要有医学前期课程教师与后期教师的共同参与。

项目总体目标

改革内容与实施计划

备注：项目内容应突出前后期教学的互补，含 TBL 教案的编写、TBL 教案实施的数量、课程内容的整合、学生成绩评定、TBL 教学的实施效果评价等要素。

改革效果/进度计划和提交的成果形式

创新与特色(不超过 400 字)

表7-4　TBL教学小组测试刮涂卡(应用型任务和测试反馈表)

中山医学院生理教研室泌尿生理TBL(2014-12-3)
即时反馈测评技巧

Immediate Feedback Assessment Technique (IF AT)

Group:_____
Subject:_____ Total Score:_____
Scratch covering to expose answer (刮开以显示答案)

题号	A	B	C	D	E
1.					
2.					
3.					
4.					
5.					
6.					
7.					
8.					
9.					
10.					

A

中山医学院生理学教研室循环生理TBL
即时反馈测评技巧

Immediate Feedback Assessment Technique (IFAT)

Group:_____7_____
Subject:_____ Total Score:_____
Scratch covering to expose answer (刮开以显示答案)

题号	A	B	C	D	E
1.			☆		
2.			☆		
3.		☆			
4.			☆		
5.			☆		
6.				☆	
7.			☆		
8.				☆	
9.					☆
10.		☆			

B

第八章　TBL 教学实施中常见的
问题与解决建议

教师们在决定采用 TBL 教学法前须先解决一系列问题。根据这些问题的性质,本章将它们归为三类主要问题:①关于 TBL 教学法是否适合自己的课堂的问题;②关于 TBL 教学法的潜在风险和可能带来的损失的问题;③关于"如何做"的问题;并逐条提出解决建议。

本章旨在为这三类问题提供简明直接的回答,或通过借鉴教师实施 TBL 教学的具体实例,或基于中山大学各位同事的教学实施经验给出建议。其中一部分是译自 Michaelsen L K 等所著的 *Team-Based Learning*。

Q: TBL 教学法会对某些教师失效吗?

A: 经验告诉我们,有四种教师不应尝试 TBL 教学法:①除了让学生记得所学外,没有其他明确教学目标的教师;②害怕学生频繁挑战自己(尤其是学生联合起来挑战自己)的教师;③享受"表演"过程的教师;④无法花时间重新设计其教学方法的教师。

Q: TBL 教学法适用于各科的教学内容吗?

A: 理科和人文学科的教师都经常问我这个问题。答案无疑是肯定的。关键在于教师需要明确知道他们希望学生怎么利用课堂材料。一般而言,这个问题出现在他们想要实施就绪保证流程(Readiness Assurance Process)的时候。然而,对于具有许多事实性材料的理科和问题通常没有正误答案的人文学科而言,这个问题的本质是不一样的。

(1) 对于重视事实性材料的课程:RAT 需要把重点放在关键概念,而非细节或计算上。换句话说,RAT 的问题要确保学生理解目录上的内容而非索引上的内容。如果学生通过就绪保证流程大体把握了所学内容,他们在完成应用型作业时就能添补上(或记住)其他的细节。

如果 RAT 关注细节或计算,学生可能会担心他们因为没能巨细靡遗地记住所有内容而受惩罚。而且,如果 RAT 关注细节,团队 RAT 的潜在价值会被削弱,因为讨论会因此变得简短而且会聚焦于阅读材料的字句而非其深层意义;如果 RAT 强调计算,讨论通常也不会太热烈,因为一个成员就能代表全组人行动。

(2)对于无所谓正误答案的课程:在这类场景下,预习评估过程要确保学生明白他们作业的评分标准。换句话说,对于教师希望学生在完成作业时用到的模型,学生是否理解,这点应在 RAT 设置的问题中有所体现。

Q:TBL 教学法适用于大班规模吗?

A:TBL 教学法对于大班小班都适用。关键在于,教师要安排以学生决定为结果的作业,并且使用能让团队间进行即时对比的教学流程。对于大班而言,这意味着教师要保证所有团队的作业问题一致,而且教师要让所有团队同时揭晓他们的答案。

对于人数极少的班级(如少于 8 人),最好的办法是让所有同学组成一组,并将他们的成果与其他相似班级进行对比。

Q:TBL 教学法适用于座位固定的课室吗?

A:理论上,TBL 教学法在任何教室中都能奏效。成功的必要条件只有一个,那就是教师提供的团队空间要让成员间可以进行眼神交流。比如在阶梯教室中,教师所安排的座位要使其中一排的学生可以转身跟其他成员面对面。只要做到这一点,团队就会自己想办法克服物理空间的限制。

Q:TBL 教学法适用于 50 分钟的课堂吗?

A:要在 50 分钟课堂内应用 TBL 教学法,教师需要作出调整。比如,缩短 RAT 时间或者将就绪保证流程分散到多节课堂中。再者,如果将大块课堂时间用于小组讨论,这对教师把握时间的能力是个大考验。长课时给教师的帮助有两个方面:①允许他们更有效率地利用时间;②使课内小组作业的设计和管理可以更灵活。

Q:TBL 教学法会不会迫使教师花费更多的教学时间?

A:要成功应用 TBL 教学法,教师必须花大量时间重新规划他们的课程和设计有效的团队作业。但是,这些时间投入是一次性的。一旦上了轨道,使用 TBL 教学法所需的时间跟其他有效的课堂并没有什么大不同。大多数教师还可以通过使用一系列的资源,或是跟其他 TBL 教学法使用者分享经验和作业,来简化重构课堂的过程。

鉴于起始的时间成本较大,在此给出三条建议:①从基础的改变开始做起,再逐渐加入复杂的内容;②一次只在一个课堂实施 TBL 教学法;③先从有利条件最多的课堂开始实施。

Q: TBL 教学法需要教师有什么特殊技能吗?

A: 有经验的教师大都具有实施 TBL 教学法所需要的技能。他们需要作出的最大改变是转变思维,即从新的角度去考虑课堂里应该发生的事。教师们必须关注我们能做什么来提高学生的学习,而不是我们应该如何教。此外,另一个新技能也可能给教师们带来挑战——他们要培养设计有效小组作业的能力。

Q: 若把课堂时间用于团队合作,是否会影响课程内容完成?

A: 许多教师之所以有此忧虑,是因为他们观察到大部分学生都不进行课堂准备。学生们不愿意为传统课堂进行课前准备的原因有二:①买书成本、占用课余时间、课堂上感到无趣等构成了抑制课前准备的消极诱因;②缺乏积极诱因促使学生展示他们准备过程中的所学。

TBL 教学法不仅为课前的个人学习提供了激励,还能鼓励学生分享他们学到的知识。个人 RAT 成绩就是一个强有力的诱因,因为这个成绩会影响他们的最终分数。再者,如果团队里的成员没准备好,团队也无法有理想表现。因此,团队 RAT 中的互动大大激励了个人课前准备和队伍内信息分享。学生们很快就会意识到,他们的同学会认为他们有责任完成课前阅读。因为每当团队中出现异议,其他成员就会询问他们选择的理由。在社交压力和同学互评成绩的双重推动下,团队成员会越来越有动力学习,以保证自己团队的成功。

综合考虑各项因素,大多数使用 TBL 教学法的教师发现:因为学生愿意负责任地完成课前准备,他们实际上能够在课堂中涉及更多的内容和知识。另外,由于就绪确保流程效率高,他们课内工作的重点可以不再是完成课程内容,而转移到以学生决定为结果的团队作业中。这类型的团队作业,关注的是培养更高层次的思考技能。

Q: "搭便车"现象的代价会大于小组活动的好处吗?

A: 最令人头疼的莫过于,团队中的一两个成员做的比他们应做的多得多。有的小组作业一个成员就能独立完成,"搭便车"现象几乎总能与设计不良的作业有关。根据教师的经验,一般当以下两种情况之一存在时,就会发生"搭便车":①作业中涉及只需要一个人就能完成的工作(即无需团队互动);②作业需要进行大量的写作。

"搭便车"由许多原因使然,实质上这类型的"搭便车"在 TBL 教学法的课堂中不会是个问题。其中一个原因在于,RAT 能有力说明讨论对于解决智力问题的价值(超过 98% 的队伍整体表现比他们各自最好的成员表现要好)。另一个则在于 TBL 教学法给予完成课前准备多重激励。然而,其中重中之重的还是在于,应用型的作业为团队面对面交流提供诱因和机会。

另外一个被许多教师看作是"搭便车"的问题则是,学生通常会得到比他们个人分数高的成绩,而他们可能不应得这一成绩。要防止这类"搭便车"现象,最好的方法则是完善评分体系,新的评分体系要考虑到团队分数正常情况下都会高于个人分数。

Q：学生会否有动力为小组活动做准备?

A：教师们之所以有此担忧,是因为他们没信心学生会完成课前作业,加上他们频繁收到学生对于"搭便车"现象的抱怨。这些教师不理解的是,正是因为他们没能创造出培养个人和团队责任感的条件,这个问题才会出现。

正如前两个问题已经提到,TBL 教学法能鼓励成员进行个人准备。加之,由于团队表现是课程分数的重要组成部分,学生们就有动力为团队作业做准备,并全情投入到之后的作业实施中。

Q：教师如何解决小组成员间的矛盾和人际冲突?

A：这个问题同样是源于小组作业设计不良。纵观最麻烦的情况大多数都出现在那些可以被分成几个子任务的小组作业中。成员们可能会因分工和其他成员完成的质量而产生冲突;但因为学生们能得到频繁并且及时的反馈(比如 RAT 分数),不管是基于任务过程还是内容的矛盾都不会是严重问题。实际上,应用 TBL 教学法的教师几乎从不需要花时间在课程开端教导学生如何解决矛盾,也无须在课程中途费时消除小组危机产生的问题。

Q：TBL 团队组建的指导方针主要有哪些?

A：主要有以下方针:①必须妥善组织团队,即是要由教师选择每队的成员;②程序必须到位,以确保学生负上对自己和对团队的责任;③所有队员必须对团队作业作出贡献;④教师必须即时和经常向学生提供反馈;⑤教师必须让学生评估其队员的表现。

Q：大班中的 TBL 如何消除大班教学带来的多种问题?

A：大班带来的基本问题是学生的匿名性和被动性,这两个问题会使得学生态度消极并抑制学习。在小班中,教师一般都知道大部分学生的名字,而且班级成员和教师以及班级成员之间都经常互动。然而,随着课堂容量变大,个体的学生被淹没在茫茫人海中,越来越少的班级成员能够与教师或同学进行讨论。

在大班中由于缺乏社交互动,学生只跟学习材料打交道。因此,目前为解决大班相关问题所进行的研究,大多关注如何通过改变教师行为使学生的注意力集中在学习材料上。只可惜,没有几个教师有这样的创意和精力,能使学生长时间主动把注意力仅放在学习内容上。即使教师通过要求(以及监督)学生出勤,以保证学生至少听课,他也没办法保证学生在课前和课中积极学习材料。

与之相比,TBL教学法着力于从社交结构上改变学习环境。因为大部分课堂时间用作小组作业,所以即使数百学生置身于一个课室,这种课堂互动模式都跟小班差不多。学生们:①有许多机会和其他同学以及教师互动;②有明确的课前准备和出席课堂的责任;③有动力为完成团队任务作贡献。实际上,通过保证大量学生为课堂做准备并且来上课,TBL教学法的一些潜在的消极因素反而变成了有利条件。

Q: 做好大班里的团队教学法的关键点分别是什么?

A: 有两个关键点:一是适应物理环境;二是课堂管理运作。分别简单陈述如下:

1. 适应物理环境

多数情况下,一个容得下大班的教室都配有固定的竞技场风格式座位(即圆形或椭圆形的阶梯式座位)。所以,适应物理环境大体包括4个方面的内容:①给团队提供空间,让这个空间成为团队成员的"家";②保证团队成员能够并且愿意安排自己的位置,以便于工作时彼此进行眼神交流;③为学生和教师提供通道,让他们能接触到每个团队;④在整个课堂讨论过程中,控制好噪音级别。

2. 管理课堂运作

在大班实施团队教学法需要有效处理5个方面,包括:分发和收集材料、调整团队工作的速度、及时反馈RAT测试的结果、布置应用型的任务和测试、反馈团队讨论作为一种完成脑力劳动的手段所拥有的价值。

Q: 教师如何控制大班教学里的噪音?

A: 噪音有好坏之分。一方面,当学生们在完成课堂团队任务时,高强度的噪音其实是有益的。其他队伍的声音能提醒团队成员继续完成任务。另外,噪音也能推动团队发展,因为它迫使团队成员真正像一个队伍在活动(比如:靠得更亲密和听得更专心)。从另外一方面来说,当教师想要全部同学参与课堂讨论时,即便噪音强度再低,都是破坏性的。如果学生们没法听到,他们就无法学到任何东西。所以,要想大班上课有效率,教师们必须想办法把学生们从"噪音是必需的"的模式调成"听讲时间到了"的模式。

在大班,管理噪音的关键是锻炼学生从团队讨论的模式转换到课堂讨论的模式,这大致包含两个步骤:第一,教师必须提供信号(比如举起一只手并让全班同学跟着做、吹哨子、调暗灯光等)以告知学生停下团队讨论。第二,不管要花多长时间,教师必须等到学生完全安静下来,再开始讲话。在一些比较大的教室中,有时教师需要重复同学的发言,或者用到便携式的麦克风,以便团队间可以轮流发言。

Q: 如何有效地管理课堂运作?

A: 在大班实施团队学习计划需要有效处理5个方面,包括:分发和收集材料、调整团队工作的速度、及时反馈RAT测试的结果、布置应用型的任务和测试、反馈团队讨论作为一种完成脑力劳动的手段所拥有的价值。

1. 如何分发和收集材料?

若实施团队学习计划,每次RAT测试(见第2章)和大多数的课堂活动都要求分发材料和收集学生的工作成果。在小班里,教师可以很容易把材料分发完而基本不用损失课堂时间。但是在大班,如果继续使用相同的方法,就会消耗大量的课堂时间,也提醒了学生大班上课的缺点。

有一个很简单但很有效的办法,可以大大减少处理材料的时间——使用团队文件夹。虽然这要求在上课前花上几分钟,把整套材料放在团队文件夹里面,但效果却非常好。在一些非常大的班级(比如有200多个人),你可以用几秒钟的时间把文件夹发给每个团队,与此同时,各小组会在成员间分发材料。团队文件夹在管理RAT测试时非常有益。在每次RAT测试,教师总共使用5次文件夹。第一次,下发含有试卷和答题纸的文件夹。第二次,各团队收集各人答题纸,装进文件夹,并把文件夹带到课室前面,换取一张团队答题纸。第三次,当学生在进行团队RAT测试时,教师把个人答题纸从文件夹中拿出来,通过打分器打分再马上将其放回文件夹中。第四步,当各团队完成RAT测试,他们可以查看答题卷,并取回文件夹,分发已经打完分的个人答题卷。第五步,各团队就测试问完问题,教师也已经讲解过一些难解的问题,在此之后,让学生把问卷和答题纸装进文件夹并上交。

2. 如何调整团队工作速度?

对于应用任何自主学习法来说,调整学生工作速度都是最难的挑战之一,因为学生们可能进度不一。在团队基础性学习中,这种潜在问题在大体上能得到解决,因为学生们在团队内部会互相帮助,所以没有人会落后。然而新挑战就是,需要找到方法来调整不同团队间工作速度的正常差异。班级越大,挑战也就越大。

　　调整团队速度最好的办法是给学生一个完成工作的期限,这个期限必须是清楚的、详细的,但也是灵活的。最有效的策略就是设定一个你认为会略少于团队所需要时间的最后期限、旁听团队(这样一来,你就能评估他们是如何进展的)、再调整最后期限。另外一个有用的策略即采用"五分钟(或其他时间长度)规则",用较快团队的工作速度来给较慢团队设置最后期限。教师在个人和团队 RAT 测试中都会运用这个规则,教师会对个团队说,"一上交完个人答题纸的文件夹,你们就可以开始团队测试,当____队伍(大约是团队总数的 1/3)完成测试,剩余队伍要在 5 分钟内完成"。如果有机会,教师会在上课伊始就布置团队任务,这样慢的队伍有机会先行一步,或接近下课时才给各团队安排任务,这样快的队伍如果已经完成任务,就可以先行离开。

　　3. 如何反馈 RAT 测试结果?

　　要在大班内有效地实施团队学习计划,一个关键是提供与内容相关的反馈,而且反馈必须是及时、频繁和有差别性的(即反馈必须让学员们能清楚地分辨他们选择的好坏)。这种反馈对学习和记忆来说都非常必要,它可以让每支队伍把自己的工作成果跟其他相似队伍进行比较,这点对于发展自教师管理型团队至关重要。

　　及时反馈 RAT 测试结果最容易的办法就是采用多项选择题进行测试,并且所用的答题卡要能够在班内使用便携式阅卷机进行打分。尽管班内有几百个学生,教师也能在团队测试时对个人测试进行打分,并及时提供反馈意见,通过让团队代表把答题纸放进机器进行打分或利用 IF - AT 答题纸(一种刮涂式答题纸,能使答题者马上知道所选答案是否正确),教师也能就团队测试结果及时提供反馈意见。提供团队间的比较是很简单的,仅仅需要把各小组的成绩在投影仪或黑板上展示出来即可。

　　4. 如何为应用型任务和测试提供反馈?

　　选用合适的方式立即并有差别地反馈应用型任务结果,以便团队间的交叉比较,这是一个更具挑战性的任务,但也能完成。因为大班团队数目较多,关键在于创造一个高效的方式,让各小组能够展现成果。教师要找到合适的方法,让各小组能够简单地报告自己的成果,尽管其中经常涉及复杂的概念和信息。提出考察测试者决定的问题能大大帮助这个步骤顺利进行,但是教师还要想方法让各团队能同时报告决定。

　　关于简单报告复杂的团队决策,这里有个很好的例子,它出自一个最近退休的同事,该同事好多年来都在 275～290 人的金融管理课程内实施团队学习计划。此次任务是基于一个案例,他在 RAT 测试当天把案例布置给学生,保证学生们能够熟悉购买、出租和租赁间的利弊。在下节课刚开始的时候,班内大约有 45 支队伍,他给每支队伍都分发了一大张纸和一支大的马克笔。之后他让每支队伍扮演金融咨询团队,在35分钟内(一节课70分钟)讨论出该建议客户购买、出租还是租赁一个卡车队,并签订一个为期三年的合同。时间到,他会发出一个信号,让各小组把手中的纸举起来,每支队伍都在纸上写了他们的决定,并向其他队伍展示自己的决定。之后他把便携式麦克风传给做了不同选择的几支队伍,让他们说说想法,并让全班讨论影响决定的因素。

结果是,各小组都已经准备好,并积极地挑战彼此的观点,这位同事几乎没花什么力气就开展了一次激烈的课堂讨论。

5. 如何反馈团队价值?

要想让学生为未来的团队工作做好准备,就需要让他们相信小组讨论是完成智力劳动的一种有效方式。在传统的授课中,教师很难向学生传递团队价值。但是如果实施团队学习计划,教师有许多机会利用学生的自身经历来传达这一点,班级越大,效果越好。他们要做的就是在学生完成几次RAT测试后,报告并讨论个人和团队RAT测试的累积成绩,步骤如下:(教师经常在第四次RAT测试之后才使用)

(1)通过投影仪展示下面队伍的累积RAT测试成绩:①最低个人得分;②平均个人得分;③最高个人得分;④团队得分;⑤团队成员最高分和团队得分之差。

(2)通过这样的方式开始,"教师已经看过你们RAT测试的数据,教师想到这时,你们会有兴趣看看,在整体上各支队伍的表现如何"。

(3)展示幻灯片,一行行地简单介绍上面数字的意义,例如,"第一支队伍的累积最低个人得分是142,平均个人得分是169,最高个人得分是188,团队总分是206,比最高个人得分高出18分"。(纵观以往,超过99%的团队成绩都会比最高个人得分高,详见Michaelsen,Watson,&Black,1989。而且在之前的例子中可以看出,全班最低团队得分通常会高于全班最高个人得分)。

(4)在给学生几分钟消化数据以后,教师通常会就团队价值主题开展一次热烈的讨论,教师会简单地问他们:"你们觉得在这里最重要的是什么?"

Q: 实施TBL教学的有效催化剂是什么?

A:

1. 延长课堂时间

如果在50分钟的课堂中使用TBL教学法,构建积极的团队和激发班级内的"化学反应"会变得更艰难,其原因有二。一是由于时间短且不能灵活控制,学生可能会觉得教师不善于利用课堂时间。比如,要在50分钟课堂中进行RAT,其中一个解决方法就是缩短测试时间。然而,即使缩短测试时间,进行其他活动的时间也所剩无几。而如果各个小组快速结束任务,纠正指导的空间也不大。另一个原因则是,时间受限常常会使教师被迫调整团队作业的内容,从而损害课堂活动的有效性。再举个例子,要在50分钟课堂内进行RAT的另一个可行方法是将测试的各个部分分散到几堂课中。这种方法的缺点是大大降低了个人测试分数和团队测试分数对比的效用,因为学生有机会在两次测试间进行学习。

高效利用课堂时间

大多数学生虽然对大班期望不大,但也愿意一试。可惜,由于以下两个因素,他们的耐心有限。一是新组建的团队一般效率低下;另一点则是由于他们习惯于教师主导的课堂环境,二三十个小组同时运作可能会使课堂看起来很混乱。因此,快速建立积极的团队和激发课堂内的"化学反应"有可能消除他们的疑虑并激发他们的热情。

不幸的是,由于短课时的课堂开端和结束效率低下,常常拖延团队建设的速度。课堂开始时的低效来源于每次团队会合都要先花上几分钟熟识组员以及他们的任务。短短50分钟的课时内,等到学生们互相能轻松交流并将注意力放到团队作业上,这一堂课已经快要结束了。而教师们为了让课堂能有时间剩余,被迫调整课堂作业的计划,因为如果课堂结束时他们没时间讲话,那么整堂课的价值就几乎全浪费了。这就导致了课堂结束时的低效。长课时仅仅通过降低问题发生的概率就能解决以上两个问题。

灵活布置和管理课堂团队作业

长课时通过两个重要方面为设计和管理课堂团队作业提供灵活性。第一,教师更容易把握"教学时机",因为在团队合作和紧接的课堂讨论环节中都必然出现这样的契机。当教师执教长课时的时候,教师会带上几个不同活动的材料去上课,然后根据课堂效果决定用哪一套材料以及使用的顺序。第二,因为TBL教学法能形成有效的自学小组,长课时使得教师可以安排难且复杂的作业。比如,在教授跟组织相关内容的时候,教师发现学生印象最深的学习体会都来自于那些融合概念并耗时不少于两小时的团队测试。

2. 了解学生的名字

教师发现叫出学生的名字有两个好处。第一,学生回应教师的方式有变化。他们更愿意接近教师问问题或提建议,而且更加宽容教师的错误。第二,当教师付出足够注意力去了解学生的名字,教师能更好地判断学生的反应并从而优化教师的教学法。

值得庆幸的是,虽然课堂人数多,但是团队学习过程中的两个特点能帮助教师完成了解学生名字这一任务。其一,团队本身和他们在班内所处的位置都能给初始记忆过程提供提示。其二,不同于面对一片学生授课,教师可以在旁听团队工作的过程中认识学生。教师的同事也在大班中使用TBL教学法,他们当中的大多数都得益于以上两点。他们通过贴在卡片上的团队照片来进行初始记忆,并在巡视各团队工作时复习学生的名字。

Q: 如何使大班里的 TBL 教学法开展得更加有效?

A: 要在所有场景中的大班里,成功实施 TBL 教学法,教师需要遵照一些关键要素,包括:①有意地组建多元的固定学习团队;②根据个人表现、团队表现、同学评价进行评分;③将大部分课堂时间用于小组活动;④应用 6 步教学流程。

当 TBL 教学法施行得宜,其创造的学习环境跟小班很相像。学生既不是被动的,也能有名有姓。大部分课堂时间用于团队合作能确保学生负有责任,并得到及时的效果反馈。所以,绝大多数的学生就会自然而然地主动参与到课堂社交和智力环节中。

Q: 团队学习会促使教师的教学内容和学生的互动方式发生改变吗?

A: 答案是肯定的。团队学习会促使教学内容及学生的互动方式发生积极改变。团队学习的过程实际上是促使学生的学习从课堂内延伸到课堂开课之前,并由于课前有了较充分的准备而使得课堂活跃很多,教学也变得更加有趣,内容也会尽量地深化,因为许多简单和基础的概念基本都可以跳过。而且,由于教师要花许多时间聆听和观察,对不同学生的不同意见要及时领会并对错误的认识及时调整,而使得教师的专业知识结构也会不断得到拓展。由于学生的参与度和正确反应率与其平时成绩相关,故学生也会有较高的出勤率,并愿意主动投入到教学活动中,逐渐成为具有真实人格、愿意并能够协助教学的个体。

Q: 实施 TBL 教学的教师多数是那些对原来的教学方法使用不当或者是表现不好的教师吗?

A: 不尽然。其实有很多教师是在采用原有教学方法并获得较好成绩(例如,有很多的教学奖项和正面的学生评价支持)的,他们愿意冒险改变现有的教学方法来尝试 TBL 教学。多数教师可能认为,维持现状当然是较稳妥的。正如那句古谚语:"东西没损坏的话,那就别去修理它了。"然而,那份为提高学生学习素质的关切,使这部分教师鼓起勇气,使他们摒弃现有的成功而尝试一种新的、令人兴奋的和创新的教学策略。从教学奖项和学生评价的角度来看,他们的教学"并没有损坏",但是,从学生学习的角度来看,他们的教学还有改善空间,同学也会为教师下一步改进教学策略与内容,提高授课质量提供建设性建议,这也是吸引这部分优秀教师愿意尝试新的 TBL 教学的原因之一。

Q：一般而论，教师对实施 TBL 教学持怀疑态度的主要原因是什么？

A：最主要的原因是担心学生对这种新教学模式不够适应，担心学生课前准备不足；其次，担心教材内容没有完全被覆盖，影响学生对知识内容的系统性学习；还有一个可能的原因，教师曾经可能在团队活动中有过不成功的体验，所以推己及人，对学生是否能融入学习团队中并在团队中发挥积极作用比较担心。

Q：你认为，实施 TBL 教学，学生方面准备好了么？

A：大部分教师担心的是学生的自主学习能力。随着互联网等科技的发展与普及，学习的手段变得多样化、现代化，使获取知识的途径比以前更便捷、更丰富，绝大多数学生已经掌握了这些基本技术，课堂不再是获取知识的唯一途径；应该说，学生已具备了自主学习的客观条件，也有能力通过这些途径更广泛和深入地学习相关教学内容。因此，教师的作用不应是照本宣科地讲授教科书，更多的应该是优化、精炼教学内容，调动学生学习积极性、思维性和能动性，引导学生自觉努力地获得知识，同时培养学生分析问题和解决问题的能力。由教师的实践和调查结果显示，90％以上的同学支持 TBL 教学模式，认为其在培养学生的主动探索、自主学习能力、分析问题能力、语言表达能力等综合能力方面起到了很好的作用；认为这种学习方式能够更好地帮助学生理解学习内容、拓展知识面并提高文献检索等综合学习能力。

Q：如何组建团队？

A：组建团队时，我们建议努力做到以下三点：①将可能成为佼佼者或拖后腿的学生分散到不同团队；②避免团队中形成小团体（基于以上两点，建议不要让学生自由组队）；③组建团队的过程应该让学生觉得，任何团队都没有特别的优势。因此，我们建议采取公开的方式组建团队。

实际情况中我是如此做的：让学生一类接着一类依次站成一行，然后按照我需要的小组数报数。报数完毕后，相同数字的学生组成一组并在教室的指定位置集合。

Q：团队容量应该有多大？

A：团队既要大到有足够的智力资源去完成任务，又要小到能形成真正的队伍。根据经验，如果团队中有至少 5 名成员，它们通常具备完成团队任务的智力资源；另一方面，队员多于 7 人的队伍在团队建设方面存在困难。因此，TBL 教学法的最佳容量是 5～7 人。

Q：如果学生在课前阅读方面有困难，我该怎么办？

A：

（1）准备一份阅读指南，学生阅读完后应能回答指南中的问题。

（2）允许时间有限的答疑环节。

（3）提供补充资料（通常不多于1页），阐明给学生造成困难的问题。

（4）制作或找到网络辅导材料。

（5）制作"导读"音频并提供给学生。

（6）为个别学生或团队提供单独辅导。

（7）培养团队成员自愿帮助彼此准备RAT。

（8）如果其他的方法都不奏效，利用课堂时间来解决就绪保证流程中显现出的误解。

Q：如何构建有效的评分机制？

A：团队学习有效的评分机制要具备三个必不可少的组成部分：个人表现、团队表现和同学互评。这三个部分的比重应该平衡：第一，每个部分应该得到足够比重，如此才能让学生明白老师觉得这一点是重要的；第二，老师本人必须赞同这几个部分的比重；第三，评分机制必须符合学生对于公平和公正的期待。

在课堂上，通过"制定评分比重"的活动，学生们能够参与到评分机制的创建中。在这个练习中，我们先给每一个部分设定最高值和最低值，然后让每组代表商议出一个大家都能接受的比重。过去几年的实践证明，利用这一方法指定评分机制非常有效。它不仅能让各方接受，还能支持对学习和团队建设必要的个人和团队行为。

Q：如何在为团队任务提供以评分为基础的激励机制的同时，避免给予表现较差的学生过高的分数？

A：这个问题在刚开始使用TBL教学法的教师中较为普遍，因为大多数的小组通常都会获得超过90分，而有的学生就会白白得到其不应得的高分。

有一个方法能至少一定程度上避免这一问题，那就是不采用百分制决定学生最后课程成绩。实际情况中，我通常采用1 000分制。总分和各分项的总分都是1 000分。学期末，我将每人的各项分数与学生参与定夺的每一项比重相乘，然后计算加权总和，由此得出每个学生的分数。然后，我用电脑对学生分数进行排列并寻找"A"等生和"B"等生的"断点"。我通常会考虑以下三大因素：①相似课程的评分标准（我将此视为基本）；②学生在我教授的其他相关课程上的表现；③一些情有可原的情况(比如教材问题、天气原因等)。

Q：我应该每节课或每周都进行 RAT 吗？

A：答案当然是否定的。如果 RAT 进行得太多，你可能会掉入这样一个陷阱，即迫使学生记住那些于你或于他们自己都无关紧要的细节。

RAT 的主要目的，是评估学生是否准备好参加相关应用型活动，所有这些活动都是开卷的。RAT 应该重点确保学生对基本概念的理解够透彻，足以完成应用型的任务，以及能够在指定阅读材料帮助下理解其他细节。因此，测试的问题应集中于概念，这些概念不仅可以在索引中找到，还可以在目录中找到。过分关注细节往往导致事与愿违，原因有三：①因为他们觉得他们不得不记住所有细节，这会限制学生愿意承担的材料数量；②如果希望学生能长期记住这些材料，你最好巩固他们对基本概念的理解；③应用使他们能在有意义的情境下学习(或者很可能记住)这些细节。

Q：RAT 应占多大比重？

A：个人 RAT 的一大好处就是，它使得每个成员不仅要对自己的准备负责，也要对团队负责。因此，只要团队 RAT 分数和同学互评都在课程分数中占重要地位，个人的 RAT 在课程成绩中就没必要占太大比重。另外，即使我们在"制定评分比重"活动中允许学生将个人 RAT 分数比重设为零，很少人会如此选择。相反，他们通常会将个人 RAT 的权重设定在整体课程分数的 10%，团队 RAT 权重设在 15%。

Q：学生缺勤我该怎么办？

A：通常，我会把课堂比作职场。于是乎，我会这么说：

在职场，当有人要离开而团队不得不收拾烂摊子的时候，缺席的队员仍然能从团队任务中获利。如果缺席的人理由充分，而且努力弥补，大多数队友还是愿意让他享受团队福利的。但是，如果队友们认为你离开的理由存疑，认为你可能是想不劳而获，那么缺席可能会成为在同学互评中无法抹去的污点。所以，如果你一定要缺席，提前告知你的同伴，并尽力弥补。不然你就要承担风险了。

然而，如果他们真的不得不错过一次 RAT 或其他计分的活动，我还是会给他们团队分数。同时允许他们选择提前进行个人测试，或是延后个人测试。

出于公平性和时间的考虑，有些教授不喜欢补考这一方式。事实上他们的担忧并不是什么大问题。我通常会把课上的考试卷留给系秘书，再让缺考的学生联系他补考。这一方法我已试验多年，绝大多数补考的学生分数比其平均 RAT 成绩低。这意味着,用同样的考试作为补考的考卷,并不会给学生任何明显的、不公平的优势。

如果允许补考 RAT 引发了麻烦的话,还可以制定一个评分机制——让学生抹去一次个人 RAT 的分数。这种方法的好处在于减少了补考带来的麻烦,而不足之处便是带走了奖励那些每次测试都努力准备的学生的机会。

Q: 是否所有项目都需要同学互评呢?

A: 支持频繁的同学互评最有力的理由是,团队成员们能尽早获得反馈并改善自己的行为。然而,也有两种反对频繁同学互评的观点:一种观点认为,队员之间互相评估似乎扰乱了团队凝聚力的建设;另一种观点则认为,有时自信的队员会因为在早期的任务中掌控大局而获得较高的评价,这种评价会鼓励该队员在之后的任务中支配整个团队,最后却导致他在课程结束时获得最低的同学互评。因此,如果你选择课程中一直进行同学互评,我们建议:①提供一个匿名评价的机制;②确保队员给予的评价既有正面的,也有负面的;③主要参考最后的评价(更多详情见附录 B)。

Q: 如何根据学生意见调整评分?

A: 评分首先要保证给出的分数不会使学生养成不良习惯,此外还应确保:

(1) 各小组都有机会发表意见,各小组对自身负责,小组之间评分互不影响;

(2) 只允许提出新的小组意见,不允许提出个人意见;

(3) 小组意见经采纳后,应调整该小组内全部学生的评分;

(4) 最先给出正确回答的学生无需扣分。

Q: 在多选题部分,我应如何给反馈?

A: 反馈包括综合评估和测试评分两部分。综合评估最为重要,应做到让学生了解个人综合表现跟他人之间的差距、个人回答是否正确。测试评分可采用便携评卷设备,学生在填写小组考卷时,教师可使用该设备批改学生的个人考卷。

教师可采用以下方式为小组测试提供即时反馈。

(1) 利用 IF - AT 答题卡(Epstein,2000)评卷:每道题有四个选项,可多次作答,第一次作答就回答正确的可得满分,得分随着作答次数递减,回答正确时即时显示得分;

(2) 利用 Scantron 评卷器,由小组成员评卷,小组测试一结束,马上开始评卷。

评分结束后小组成员公示得分,并将评改后的个人答题卡整理到小组资料册里。

即时评改个人考卷和小组考卷可帮助教师即时了解：

(1) 学生对阅读材料的掌握程度；

(2) 学生是否采纳了各小组提出的建设性意见。

因为反馈是即时进行的,IF-AT答题卡的应用在小组教学中有两大优点：

(1) 学生能获知发表观点、倾听意见的好处,从互动交流中有所收获；

(2) 帮助学生养成团队合作交流的习惯。

反馈鼓励小组合作,不宜过于具体。对回答正确的问题给出反馈未必能引起学生注意；对回答错误的问题给出反馈能激发学生交流讨论的兴趣、提高参与度,让学生通过小组讨论学会决策。

Q: 在RAT测试中,采用"分裂式回答"有哪些优点？

A: 起初,小组成员可能会以礼貌为先,消除分歧,倾向采用投票的方式作出决定,这不利于深入讨论,也不利于听取每一位小组成员观点。相反,发表不同观点往往能引起活跃的讨论。

可采用重复出题,鼓励"分裂式回答"(即不同的回答)的方法,鼓励小组听取每一位成员的意见,同时避免因意见不一而冒犯他人。

这种方法能让小组成员意识到答题时如未能听取小组成员的意见就仓促作答,可能会导致小组失分,从而为鼓励小组成员发表不同观点,快速养成决策前积极讨论、听取意见的习惯。

Q: RAT考卷中,除了多选题,还有别的题型吗？

A: RAT的题型最突出的特点在这些题目可以给个人和小组提供即时反馈。除多选题外,还可以设置填空题、简答题,以及其他用来考察概念和理解的题型。学生完成个人考卷后,可以将答卷存放到相册的透明插页袋里,从而确保学生专心填写小组考卷。对比参考答案后,学生可以填写记录表,发表意见或评价,指出评分过程中觉得仍需斟酌的地方。

Q: 对RAT考卷来说,怎样的题目才是好题目？

A: 考卷题目除了能为个人和小组的表现给出即时反馈,还应重点考查关键的概念,能提升学习能力。如：

(1) 确保部分题目要有一定难度。激发小组讨论兴趣,避免服从单一意见。

(2) 设置多个内容相关、由浅入深的题目。前一两道考查学生的识别能力,后一道题考查学生对前两道题中相关概念的综合运用能力,从而让学生循序渐进、更加深入地理解概念；题目难度适中,能激发讨论的兴趣,从而促进学生互相学习。

Q：在团队学习方法的应用阶段，我可以布置写作作业吗？

A：写作是一种个人行为，小组写作作业会抑制学习能力，使得学生对团队协作产生消极看法。小组需完成耗时较长的作业时，常采用分工合作的方法，但分工合作时，各组员独立完成各自的任务，反而不利于学习；如有组员未把自己的部分做好，其他组员的得分会受到影响，或者要在最后一刻弥补其不足，导致学生产生消极态度。

Q：可以采用小组展示的方法吗？

A：小组展示既有优点，也有缺点。在展示的准备阶段，组员重视合作，因为能提高学习能力、动机增进感情。但在展示阶段，由于听众通常对展示的同学的专业知识能力存在怀疑，展示方无法引起听众兴趣，最后，从小组展示方法中获益的往往只有参与展示的同学。

Q：如果不用小组论文或小组展示的方法，还有别的选择吗？

A：教学效果最好的小组作业应确保做到：①能鼓励小组综合运用课程知识；②完成作业所需的思维强度在个人能力范围以外；③做出具体决定；④全员参与，针对某一问题交流意见。团队间的讨论能为教师提供及时、与内容密切相关的反馈，以评估学生对概念知识的掌握程度，而且有助于培养和提高以小组合作的方式解决问题的能力，可大大提高教学效果。

参考文献：

[1] Michaelsen L K，Knight A B，Fink L D．Team-Based Learning：A strategy for transforming the quality of teaching and learning[M]．Team-Based Learning：A Transformative Use of Small Groups in College Teaching．[S. l.]Stylus Publishing，LLC，2004：197 – 209．

[2] Michaelsen L K．Frequently asked questions about Team Based Learning[M]．Team Based Learning：A Transformative Use of Small Groups in College Teaching．[S. l.]Stylus Publishing，LLC，2004：209 – 229．

[3] Michaelsen L K，Knight A B，Fink L D，Team-Based Learning in large classes[M]．Team-Based Learning：A Transformative Use of Small Groups in College Teaching．[S. l.]Stylus Publishing，LLC，2004：153 – 169．

[4] 穆攀伟，王庭槐，曾龙骅等．在医学教育中引入以团队为基础教学模式[J]．中国高等医学教育，2011，01：55 – 56．

[5] 徐静婷，张亚星，王玲，等．TBL教学模式在生理学课程中的应用效果[J]．高校医学教学研究（电子版），2013，3(3)：41 – 45．

[6] 戴冽，莫颖倩，郑东辉等．基于团队的学习模式在内科实习教学中的应用[J]．中华医学教育

探索杂志,2012,11:634 - 638.

[7] 景玉宏,刘向文,张朗,等.基于 TBL 方法的局部解剖学教改方案[J].山西医科大学学报(基
    础医学教育版),2010,12(6):574 - 576.

[8] 胡兆华,艾文兵,简道林.TBL 教学模式的实施过程及其在我国医学教育中的应用现状和前
    景[J].中国高等医学教育,2011(8):105,140.

[9] 刘军,张震宇.TBL 教学法在妇产科理论课教学中的应用[J].中国病案,2013(12):61 - 63.

[10] 佟琳,姚华国,张媛莉,等.TBL 教学法在重症医学科临床见习中的应用探讨[J].西北医学
    教育,2014(05):1013 - 1015.

[11] 于述伟,王玉孝.LBL、PBL、TBL 教学法在医学教学中的综合应用[J].中国高等医学教育,
    2011(5):100 - 102.

[12] 郑述铭.案例教学结合 TBL 教学法在临床见习带教中的运用[J].中医药管理杂志,2011
    (07):648 - 649.

[13] 杨立斌,孙国栋,杨琳丽,等.以团队为基础的学习(TBL)及其在我国医学院校推广的现实
    意义[J].中华医学教育,2011(05):729 - 732.